实用护理技术与临床实践

SHIYONG HULI JISHU
YU LINCHUANG SHIJIAN

金栋栋　等　主编

U0311315

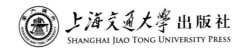

上海交通大学出版社
SHANGHAI JIAO TONG UNIVERSITY PRESS

内容提要

本书共9章，首先介绍了基础护理技术，然后重点对心内科护理、呼吸内科护理、消化内科护理、神经内科护理、普外科护理、泌尿外科护理、骨科护理、眼科护理临床常见疾病的护理进行了详细的阐述，包括常见疾病的诊断治疗、护理评估、护理问题、护理方法和护理措施等内容。本书充分吸收近几年的护理新知识和新技术，可以作为临床护理人员、实习护士以及医学院在校学生的参考用书。

图书在版编目（CIP）数据

实用护理技术与临床实践 / 金栋栋等主编. --上海 ：
上海交通大学出版社，2021.5
ISBN 978-7-313-24389-8

Ⅰ. ①实… Ⅱ. ①金… Ⅲ. ①护理－技术 Ⅳ.
①R472

中国版本图书馆CIP数据核字（2021）第073537号

实用护理技术与临床实践
SHIYONG HULI JISHU YU LINCHUANG SHIJIAN

主　　编：金栋栋 等

出版发行：上海交通大学出版社　　　　　　　地　　址：上海市番禺路951号
邮政编码：200030　　　　　　　　　　　　　电　　话：021-64071208
印　　制：广东虎彩云印刷有限公司
开　　本：710mm×1000mm 1/16　　　　　　经　　销：全国新华书店
字　　数：257千字　　　　　　　　　　　　　印　　张：14.75
版　　次：2023年1月第1版　　　　　　　　　插　　页：2
书　　号：ISBN 978-7-313-24389-8　　　　　印　　次：2023年1月第1次印刷
定　　价：198.00元

前言
FOREWORD

护理学是自然科学、社会科学、人文科学等多学科相互渗透的一门综合性应用学科，是研究护理现象及其发生、发展规律的学科。护理学任务是促进健康，预防疾病，恢复健康，减轻痛苦。具体地说，就是帮助健康者保持和增进健康；患病者减轻痛苦，增加舒适和恢复健康；伤残者达到最大程度的功能恢复；临终者得以安宁去世。护理学与人类健康密切相关，生老病死是生命过程的自然现象，而人的生老病死离不开医疗和护理。护理工作在我国医疗卫生事业的发展中发挥着重要作用，广大护理工作者在协助临床诊疗、救治生命、促进健康、减轻疼痛以及增进医患和谐方面负担着大量工作。随着现代医学科学技术的快速发展，新的诊疗技术不断更新，护士在临床中应用的护理技术也在不断地更新。为了将优质护理服务及最新的护理技术运用到临床中，快速减轻患者的痛苦，提高护士技能，我们组织编写了《实用护理技术与临床实践》一书。在本书的编写过程中，编者参考了大量国内外有关临床护理的资料，结合自身工作实际，力求做到理论联系实际，尤其突出实用性，旨在对提高护理人员的理论和技术操作水平方面发挥积极作用。

本书共9章，首先介绍了基础护理技术，然后重点对心内科护理、呼吸内科护理、消化内科护理、神经内科护理、普外科护理、泌尿外科护理、骨科护理、眼科护理临床常见疾病的护理进行了详细的阐述，包括常见疾病的诊断治疗、护理评估、护理问题、护理方法和护理措施等内容。本书充分吸收近几年的护理新知识和新技术，可以作为临床护理人员、实习护士以及医学院在校学生的参考用书。

由于编写时间仓促,且编者的学识水平和工作实践存在局限,书中难免存在疏漏之处。为了进一步提高本书的质量,诚恳地希望各位读者不吝赐教,提出宝贵意见。

《实用护理技术与临床实践》编委会

2020 年 9 月

目 录
CONTENTS

第一章

基础护理技术

第一节 口服给药

一、目的

(1)协助患者遵照医嘱安全、正确地服下药物,从而减轻症状、治疗疾病、维持正常生理功能。

(2)协助诊断和预防疾病。

二、评估

(一)评估患者

(1)两人核对医嘱。

(2)核对床号、姓名、病历号和腕带(请患者自己说出床号和姓名)。

(3)评估患者病情、意识状态、是否留置鼻胃管、有无吞咽困难、呕吐、禁食、生命体征和血糖情况等。

(4)评估患者对服药相关知晓、心理反应和合作程度。

(二)评估环境

安静整洁,宽敞明亮。

三、操作前准备

(一)人员准备

仪表整洁,符合要求。洗手、戴口罩。

(二)物品准备

发药车上层放置口服药单、药盘、药物、药杯(必要时准备药匙、量杯、滴管、吸水管等)、温开水、治疗巾,要保证以上物品符合要求,均在有效期内。发药车下层放置生活垃圾桶、医疗废物桶、含有效氯 500 mg/L 消毒液桶。

四、操作程序

(1)按发药时间携用物推车至患者床旁,将口服药单与床号、姓名、病历号和腕带核对(请患者自己说出床号和姓名)。

(2)协助患者取舒适体位,保证水温适宜,再将口服药发给患者。

(3)协助患者服药,并确认患者服下。

(4)发药后,应再次核对口服药单和患者信息,在发药单上签上名字和发药时间。

(5)告知患者服药后注意事项,如有不适及时呼叫,将信号灯放在触手可及处。

(6)将使用后的口服药杯放进含有效氯 500 mg/L 消毒液桶内。

(7)用快速手消毒剂消毒双手,推车回治疗室,按医疗废物分类处理原则处理用物。

五、注意事项

(1)注意药物之间的配伍禁忌。

(2)用温开水而不用茶水服药。

(3)对牙齿有腐蚀作用的药物应用吸水管吸服后漱口。

(4)吞服缓释片、肠溶片、胶囊时不可嚼碎。

(5)舌下含片应放舌下或两颊黏膜与牙齿之间待其溶化。

(6)一般情况下,健胃药宜在饭前服,助消化药和对胃黏膜有刺激性的药物宜在饭后服,催眠药在睡前服,驱虫药在空腹或半空腹时服用。

(7)抗生素和磺胺类药物需在血液内保持有效浓度,应准时服药。

(8)服用对呼吸道黏膜起安抚作用的药物后不宜多饮水。

(9)某些磺胺类药物会经肾脏排出,尿少时易析出结晶堵塞肾小管,服药后宜多饮水。

(10)服强心苷类药物时需加强对心率、节律的监测,脉率低于 60 次/分或节律不齐时应暂停服用,并告知医师。

(11)对于不能吞咽的患者和鼻饲患者,将药研碎后溶解,从胃管注入,注入前后用少许温开水冲净胃管,并记录。

(12)当患者外出不在病房时,护士须在其床头桌上放置提示牌,提醒患者回病房后与护士联系,及时补发药物并在相应位置上签字,补发药物时核对过程同发药程序。

第二节　皮内注射

一、目的

(1)进行药物过敏试验,以观察有无变态反应。

(2)预防接种。

(3)局部麻醉的起始步骤。

二、评估

(一)评估患者

(1)两人核对医嘱。

(2)核对患者床号、姓名、病历号和腕带(请患者自己说出床号和姓名)。

(3)评估患者病情、意识状态、配合能力、用药史、过敏史、不良反应史。

(4)向患者解释操作目的和过程,取得患者配合。

(5)查看注射部位皮肤情况(皮肤颜色,有无皮疹、感染和皮肤划痕阳性)。

(6)协助患者取舒适坐位或卧位。

(二)评估环境

安静整洁,宽敞明亮,必要时进行遮挡。

三、操作前准备

(一)人员准备

仪表整洁,符合要求。洗手、戴口罩。

(二)按医嘱配制药液

(1)操作台(治疗室):注射盘、无菌治疗巾、无菌镊子、1 mL注射器、药液、安尔碘、75%乙醇、无菌棉签等。

(2)两人核对药液标签、药名、浓度、剂量、有效期、给药途径。

(3)检查瓶口有无松动,瓶身有无破裂,药液有无混浊、沉淀、絮状物和变质。

(4)检查注射器、安尔碘、75%乙醇、无菌棉签、包装无破裂、是否在有效期内。

(5)按正规操作抽吸药液,并贴好标识,置于无菌盘内。

(6)再次核对皮试液,并签字。

(三)物品准备

治疗车上层放置无菌盘(内置已抽吸好的药液)、治疗盘(75％乙醇、无菌棉签)、备用物品(1 mL 注射器 1 支、0.1％盐酸肾上腺素 1 支,过敏时用)、快速手消毒剂、注射单,要保证以上物品符合要求,均在有效期内。治疗车下层放置生活垃圾桶、医疗废物桶、锐器桶。

四、操作程序

(1)携用物推车至患者床旁,核对床号、姓名、病历号、腕带和过敏史(请患者自己说出床号和姓名)。

(2)选择注射部位(过敏试验选择前臂掌侧下 1/3;预防接种选择上臂三角肌下缘;局部麻醉则选择麻醉处)。

(3)75％乙醇常规消毒皮肤。

(4)再次核对患者床号、姓名和药名。

(5)将注射器排尽空气,使药液至所需刻度,且药液不能外溢。

(6)一手绷紧局部皮肤,一手持注射器,针头斜面向上,与皮肤成 5°刺入皮内。

(7)待针头斜面完全进入皮内后,放平注射器,固定针栓并注入 0.1 mL 药液,使局部形成一个圆形隆起的皮丘(皮丘直径 5 mm,皮肤变白,毛孔变大)。

(8)迅速拔出针头,勿按揉和压迫注射部位。

(9)20 分钟后观察患者局部反应,做出判断。

(10)协助患者取舒适体位,整理床单位。

(11)用快速手消毒剂消毒双手,签字。

(12)推车回治疗室,按医疗废物处理原则处理用物。

(13)洗手,将过敏试验结果记录在病历上,阳性用红笔标记"＋",阴性用蓝色或黑笔标记"－"。

五、注意事项

(1)皮试药液要现用现配、剂量准确。

(2)备好相应抢救设备与药物,及时处理变态反应。

(3)行皮试前,尤其行青霉素过敏试验前必须询问患者家族史、用药史和过敏史,如有过敏史者不可做试验。

(4)药物过敏试验时,患者体位要舒适,不可采取直立位。

(5)选择注射部位时应注意避开瘢痕和皮肤红晕处。

(6)皮肤试验时禁用碘剂消毒,对乙醇过敏者可用生理盐水消毒,避免反复用力涂擦局部皮肤。

(7)拔出针头后,注射部位不可用棉球按压揉擦,以免影响结果观察。

(8)进针角度以针尖斜面全部刺入皮内为宜,进针角度过大易将药液注入皮下,影响结果的观察和判断。

(9)如需做对照实验,应用另一注射器和针头,抽吸无菌生理盐水,在另一前臂相同部位皮内注射 0.1 mL,观察 20 分钟进行对照。告知患者皮试后 20 分钟内不要离开病房。如对结果有怀疑,应在另一侧前臂皮内注入 0.1 mL 生理盐水做对照试验。

(10)正确判断试验结果,对皮试结果阳性者,应在病历、床头或腕带、门诊病历做醒目标记,并将结果告知医师、患者和家属。

(11)特殊药物皮试按要求观察结果。

六、20 分钟后判断结果

(1)核对患者床号、姓名、病历号和腕带(请患者自己说出床号和姓名)。

(2)须经两人判断皮试结果,并将结果告知患者和家属。

(3)洗手,皮试结果记录在病历和护理记录单等处。

(4)如对结果有怀疑,应在另一侧前臂皮内注入 0.1 mL 生理盐水做对照试验。

七、皮内试验结果判断

(一)阴性

皮丘无改变,周围无红肿,并无自觉症状。

(二)阳性

局部皮丘隆起,局部出现红晕、硬块,直径>1 cm 或周围有伪足者;或局部出现红晕,伴有小水疱者;或局部发痒者为阳性。严重时可出现过敏性休克。观察反应的同时,应询问患者有无头晕、心慌、恶心、胸闷、气短、发麻等不适症状,如出现上述症状时不可使用青霉素等过敏药物。

第三节 皮下注射

一、目的

(1)注入小剂量药物,用于不宜口服给药而需在一定时间内发生药效时。

(2)预防接种。

(3)局部供药,如局部麻醉用药。

二、评估

(一)评估患者

(1)两人核对医嘱。

(2)核对患者床号、姓名、病历号和腕带(请患者自己说出床号和姓名)。

(3)评估患者病情、意识状态、配合能力、用药史、过敏史、不良反应史等。

(4)向患者解释操作目的和过程,取得患者配合。

(5)查看注射部位皮肤情况(皮肤颜色,有无皮疹、感染)。

(6)协助患者取舒适坐位或卧位。

(二)评估环境

安静整洁,宽敞明亮,必要时进行遮挡。

三、操作前准备

(一)人员准备

仪表整洁,符合要求。洗手、戴口罩。

(二)按医嘱配制药液

(1)操作台上放置注射盘、纸巾、无菌治疗巾、无菌镊子、2 mL 注射器、医嘱用药液、安尔碘、75%乙醇、无菌棉签。

(2)两人核对药液标签、药名、浓度、剂量、有效期、给药途径。

(3)检查瓶口有无松动,瓶身有无破裂,药液有无混浊、沉淀、絮状物和变质。

(4)检查注射器、安尔碘、75%乙醇、无菌棉签等,保证包装无破裂且在有效期内。

(5)按正规操作抽吸药液,并贴好标识,置于无菌盘内。

(6)再次核对药液,记录时间并签字。

(三)物品准备

治疗车上层放置无菌盘(内置抽吸好的药液)、治疗盘(安尔碘、75%乙醇)、注射单、快速手消毒剂,要保证以上物品符合要求,均在有效期内。治疗车下层放置生活垃圾桶、医疗废物桶、锐器桶。

四、操作程序

(1)携用物推车至患者床旁,核对床号、姓名、病历号和腕带(请患者自己说出床号和姓名)。

（2）根据注射目的选择注射部位（上臂三角肌下缘、两侧腹壁、后背、股前侧和外侧等）。

（3）常规消毒皮肤，待干。

（4）再次核对患者床号、姓名和药名。

（5）将注射器排尽空气；取干棉签夹于左手示指与中指之间。

（6）一手绷紧皮肤，另一手持注射器，示指固定针栓，针头斜面向上，与皮肤呈 30°～40°（过瘦患者可捏起注射部位皮肤，并减少穿刺角度）快速刺入皮下，深度为针梗的 1/2～2/3；松开紧绷皮肤的手，抽动活塞，如无回血，缓慢推注药液。

（7）注射完毕用无菌干棉签轻压针刺处，快速拔针后按压片刻。

（8）再次核对患者床号、姓名和药名，注射器按要求放置。

（9）协助患者取舒适体位，整理床单位，并告知患者注意事项。

（10）用快速手消毒剂消毒双手，记录时间并签字。

（11）推车回治疗室，按医疗废物处理原则处理用物。

（12）洗手，根据病情书写护理记录单。

五、注意事项

（1）遵医嘱和药品说明书使用药品。

（2）长期注射者应注意更换注射部位。

（3）注射中、注射后观察患者不良反应和用药效果。

（4）注射＜1 mL 药液时须使用 1 mL 注射器，以保证注入药液剂量准确无误。

（5）持针时，右手示指固定针栓，但不可接触针梗，以免污染。

（6）针头刺入角度不宜超过 45°，以免刺入肌层。

（7）尽量避免应用对皮肤有刺激作用的药物做皮下注射。

（8）若注射胰岛素时，需告知患者进食时间。

第四节　肌内注射

一、目的

注入药物，用于不宜或不能口服或静脉注射，且要求比皮下注射更快发生疗效时。

二、评估

(一)评估患者

(1)两人核对医嘱。

(2)核对患者床号、姓名、病历号和腕带(请患者自己说出床号和姓名)。

(3)评估患者病情、治疗情况、意识状态、用药史、过敏史、不良反应史、肢体活动能力和合作程度。

(4)向患者解释操作目的和过程,取得患者配合。

(5)查看注射部位皮肤情况(皮肤颜色,有无皮疹、感染和皮肤划痕阳性)。

(6)协助患者取舒适坐位或卧位。

(二)评估环境

安静整洁,宽敞明亮,必要时进行遮挡。

三、操作前准备

(一)人员准备

仪表整洁,符合要求。洗手、戴口罩。

(二)按医嘱配制药液

(1)操作台:注射盘、无菌盘、2 mL注射器、5 mL注射器、医嘱所用药液、安尔碘、无菌棉签。如注射用药为油剂或混悬液,需备较粗针头。

(2)两人核对药物标签、药名、浓度、剂量、有效期、给药途径。

(3)检查瓶口有无松动,瓶身有无破裂,药液有无混浊、变质。

(4)检查无菌注射器、安尔碘、无菌棉签等,保证包装无破裂且在有效期内。

(5)按正规操作抽吸药液,并贴好标识,置于无菌盘内。

(6)再次核对药液,记录时间并签字。

(三)物品准备

治疗车上层放置无菌盘(内置抽吸好药液)、安尔碘、注射单、无菌棉签、快速手消毒剂,要保证以上物品符合要求,均在有效期内。治疗车下层放置生活垃圾桶、医疗废物桶、锐器桶。

四、操作程序

(1)携用物推车至患者床旁,核对床号、姓名、病历号和腕带(请患者自己说出床号和姓名)。

(2)协助患者取舒适体位,暴露注射部位,注意保暖,保护患者隐私,必要时可进行遮挡。

（3）选择注射部位（臀大肌、臀中肌、臀小肌、股外侧和上臂三角肌）。

（4）常规消毒皮肤，待干。

（5）再次核对患者床号、姓名和药名。

（6）拿取药液并排尽空气，取干棉签，夹于左手示指与中指之间，以一手拇指和示指绷紧局部皮肤，另一手持注射器，中指固定针栓，将针头迅速垂直刺入，深度约为针梗的2/3。

（7）松开紧绷皮肤的手，抽动活塞。如无回血，缓慢注入药液，同时观察反应。

（8）注射完毕，用无菌干棉签轻按进针处，快速拔针，按压片刻。

（9）再次核对患者床号、姓名和药名。

（10）协助患者取舒适体位，整理床单位，注射后观察用药反应。

（11）用快速手消毒剂消毒双手，记录时间并签字。

（12）推车回治疗室，按医疗废物处理原则处理用物。

（13）洗手，根据病情书写护理记录单。

五、常用肌内注射定位方法

（一）臀大肌肌内注射定位法

注射时应避免损伤坐骨神经。

1.十字法

从臀裂顶点向左或右侧画一水平线，然后从髂嵴最高点作一垂线，将一侧臀部划分为4个象限，其外上象限并避开内角为注射区。

2.联线法

从髂前上棘至尾骨作一连线，其外1/3处为注射部位。

（二）臀中肌、臀小肌肌内注射定位法

（1）以示指尖和中指尖分别置于髂前上棘和髂嵴下缘处，在髂嵴、示指、中指之间构成一个三角形区域，示指与中指构成的内角为注射部位。

（2）髂前上棘外侧三横指处（以患者手指的宽度为标准）。

（三）股外侧肌内注射定位法

在股中段外侧，一般成人可取髋关节下10 cm至膝关节的范围。此处大血管、神经干很少通过，且注射范围广，可供多次注射，尤适用于2岁以下的幼儿。

(四)上臂三角肌内注射定位法

取上臂外侧,肩峰下 2～3 横指处。此处肌肉较薄,只可作小剂量注射。

六、体位准备

(一)卧位

臀部肌内注射时,为使局部肌肉放松,减轻疼痛与不适,可采用以下姿势。

1.侧卧位

上腿伸直,放松,下腿稍弯曲。

2.俯卧位

足尖相对,足跟分开,头偏向一侧。

3.仰卧位

仰卧位常用于危重和不能翻身的患者,采用臀中肌、臀小肌肌内注射法较为方便。

(二)坐位

坐位为门诊患者接受注射时常用体位,可供上臂三角肌或臀部肌内注射时采用。

七、注意事项

(1)遵医嘱和药品说明书使用药品。

(2)药液要现用现配,在有效期内,剂量要准确。选择两种药物同时注射时,应注意配伍禁忌。

(3)注射时应做到二快一慢(进针、拔针快,推注药液慢)。

(4)选择合适的注射部位,避免刺伤神经和血管,无回血时方可注射。

(5)注射时切勿将针梗全部刺入,以防针梗从根部衔接处折断。若针头折断,应先稳定患者情绪,并嘱患者保持原位不动,固定局部组织,以防断针移位,同时尽快用无菌血管钳夹住断端取出;如断端全部埋入肌肉,应速请外科医师处理。

(6)对需长期注射者,应交替更换注射部位,并选择细长针头,以避免或减少硬结的发生。如因长期多次注射出现局部硬结时,可采用热敷、理疗等方法予以处理。

(7)2 岁以下婴幼儿不宜选用臀大肌肌内注射,因其臀大肌尚未发育好,注射时有损伤坐骨神经的危险,最好选择臀中肌和臀小肌肌内注射。

第五节　静　脉　注　射

一、目的

(1)所选用药物不宜口服、皮下注射、肌内注射,又需迅速发挥药效时。

(2)注入药物做某些诊断性检查,如对肝、肾、胆囊等造影时需静脉注入造影剂。

二、评估

(一)评估患者

(1)两人核对医嘱。

(2)核对患者床号、姓名、病历号和腕带(请患者自己说出床号和姓名)。

(3)了解患者病情、意识状态、配合能力、过敏史、用药史。

(4)评估患者穿刺部位的皮肤状况、肢体活动能力、静脉充盈度和管壁弹性。选择合适静脉注射的部位,评估药物对血管的影响程度。

(5)向患者解释静脉注射的目的和方法,告知所注射药物的名称,取得患者配合。

(二)评估环境

安静整洁,宽敞明亮。

三、操作前准备

(一)人员准备

仪表整洁,符合要求。洗手、戴口罩。

(二)物品准备

(1)操作台:治疗单、静脉注射所用药物、注射器。

(2)按要求检查所需用物,符合要求方可使用。①两人核对药物名称、浓度、剂量、有效期、给药途径。②检查药物的质量、标签,液体有无沉淀和变色,有无渗漏、混浊和破损。③检查注射器和无菌棉签的有效期、包装是否紧密无漏气,安尔碘的使用日期是否在有效期内。

(3)配制药液:①安尔碘棉签消毒药物瓶口,掰开安瓿,瓶帽弃于锐器桶内。②打开注射器,将外包装袋置于生活垃圾桶内,固定针头,回抽针栓,检查注射器,取下针帽置于生活垃圾桶内,抽取安瓿内药液,排气,置于无菌盘内。在注射器上贴上带患者床号、姓名、药物名称、用药方法的标签。③再次核对空安瓿和药物的名称、浓度、剂量、用药方法和时间。

(4)治疗车上层治疗盘内放置备用注射器一支、安尔碘、无菌棉签,无菌盘内放置配好的药液、垫巾,要保证以上物品符合要求,均在有效期内。治疗车下层放置生活垃圾桶、医疗废物桶、锐器桶,含有效氯 500 mg/L 消毒液桶。

四、操作程序

(1)携用物推车至患者床旁,核对床号、姓名、病历号和腕带(请患者自己说出床号和姓名)。

(2)向患者说明静脉注射的方法、配合要点、注射药物的作用和不良反应。

(3)协助患者取舒适体位,充分暴露穿刺部位,放垫巾于穿刺部位下方。

(4)在穿刺部位上方 5～6 cm 处扎止血带,末端向上,以防污染无菌区。

(5)用安尔碘棉签消毒穿刺部位皮肤,以穿刺点为中心向外螺旋式旋转擦拭,直径>5 cm。

(6)再次核对患者床号、姓名和药名。

(7)嘱患者握拳,使静脉充盈,左手拇指固定静脉下端皮肤,右手持注射器与皮肤呈 15°～30°自静脉上方或侧方刺入,见回血可再沿静脉进针少许。

(8)保留静脉通路者用安尔碘棉签消毒静脉注射部位三通接口,以接口处为中心向外螺旋式旋转擦拭。

(9)静脉注射过程中,观察局部组织有无肿胀,严防药液渗漏,如出现渗漏立即拔出针头,按压局部,另行穿刺。

(10)拔针后,指导患者按压穿刺点 3 分钟,勿揉,凝血功能差的患者适当延长按压时间。

(11)再次核对患者床号、姓名和药名。

(12)将止血带与输液垫巾对折取出,输液垫巾置于生活垃圾桶内,止血带放于含有效氯 500 mg/L 消毒液桶中。整理患者衣物和床单位,观察有无不良反应,并向患者讲明注射后注意事项。用快速手消毒剂消毒双手,推车回治疗室,按医疗废物处理原则整理用物。

(13)洗手,在治疗单上签字并记录时间。按护理级别书写护理记录单。

五、注意事项

(1)严格执行查对制度,需两人核对医嘱。

（2）严格遵守无菌操作原则。

（3）了解注射目的、药物对血管的影响程度、给药途径、给药时间和药物过敏史。

（4）选择粗直、弹性好、易固定的静脉,避开关节和静脉瓣。常用的穿刺静脉为肘部浅静脉（贵要静脉、肘正中静脉、头静脉）。小儿多采用头皮静脉。

（5）根据患者年龄、病情和药物性质掌握注入药物的速度,并随时听取患者主诉,观察病情变化。必要时使用微量注射泵。

（6）对需要长期注射者,应有计划地由小到大、由远心端到近心端选择静脉。

（7）根据药物特性和患者肝肾或心脏功能,采用合适的注射速度。随时听取患者主诉,观察体征和其病情变化。

第六节 口 腔 护 理

一、目的

（1）使口腔清洁、湿润,使患者舒适,预防口腔感染和其他并发症。

（2）清除口腔异味、增进食欲。

（3）观察口腔黏膜、舌苔变化和特殊的口腔气味,提供病情的动态信息。

二、评估

（一）评估患者

（1）两人核对医嘱。

（2）核对床号、姓名、病历号和腕带（请患者自己说出床号和姓名）。

（3）告知操作目的和方法,取得患者合作。

（4）评估患者病情和年龄、意识状态和合作程度。

（5）观察口腔情况:在取得患者同意后,使用光源充足的手电筒为患者做口腔评估。如口唇色泽、湿润度、有无干裂;口腔黏膜的颜色,有无出血、溃疡;牙龈有无红肿、出血;舌苔颜色、湿润度,有无溃疡、肿胀和舌面积垢;有无活动的义齿;口腔有无异味、有无口臭;患者如有义齿,护士应协助其取下,放于清水中浸泡（按义齿护理）。

(二)评估环境

安静整洁,宽敞明亮,关闭门窗,室温适宜,隔离帘遮挡。

三、操作前准备

(一)人员准备

仪表整洁,符合要求。洗手、戴口罩。

(二)物品准备

治疗车上层放置漱口杯、吸水管、污水碗、无菌棉签、消毒液状石蜡、生理盐水、无菌镊子罐、快速手消毒剂;治疗盘内放无菌口腔护理包、治疗巾、手电筒、治疗本、清洁小毛巾,昏迷患者应准备舌钳和开口器。要保证以上物品符合要求,均在有效期内。治疗车下层放置医疗废物桶、生活垃圾桶。准备盐水棉球:按无菌方法打开口腔护理包,将两个弯盘平放,用无菌镊子夹取弯盘内的镊子放于弯盘一侧边缘,清点棉球数目(12个);用镊子将压舌板和弯血管钳放于另一弯盘一侧边缘;打开生理盐水瓶(标明口腔护理专用,注明开瓶日期、时间),向弯盘内倒入少许生理盐水润湿棉球;护士一手持镊子,一手持弯止血钳,夹取一个棉球,双手反方向拧棉球,用一个弯盘接水,棉球湿度以不滴液为宜,拧后的棉球放入另一个弯盘中,每个棉球拧水方法相同;用过的镊子和止血钳放回弯盘内,注意其上端露在弯盘外面,以免污染棉球;将弯盘内的水倒至污物碗中,然后重新扣盖在另一个弯盘上,将口腔护理包包布包好,放在治疗车上层备用。

四、操作程序

(1)核对患者床号、姓名、病历号和腕带(请患者自己说出床号和姓名)。

(2)协助患者右侧卧位或头转向护士,并为患者颌下铺治疗巾。

(3)打开口腔护理包,取出一个弯盘置于患者口角旁,协助患者用温开水漱口(能合作的患者),漱口同时应协助其将头抬起向弯盘处侧倾,漱口水吐于弯盘内,漱口后为患者擦净面部。将弯盘内的水倒入医疗废物桶内。

(4)开始第2次清点棉球数(12个)。用弯止血钳夹取第1个棉球,嘱患者微闭口唇,用点擦法擦洗口唇,用过的棉球放于患者口角旁弯盘内。

(5)用镊子传递第2个棉球,另一手持压舌板轻轻撑开患者左侧颊部,从左侧沿牙齿纵向由内向门齿擦洗牙齿、牙龈、牙间隙,压舌板放于患者口角旁的弯盘内。

(6)夹取第3个棉球,嘱患者再次张嘴并咬合牙齿,用压舌板轻轻撑开左侧颊部,自内向外上下擦拭颊部,边擦边退压舌板。

（7）夹取第 4 个棉球，仍嘱患者张嘴并咬合牙齿，用压舌板轻轻撑开右侧颊部，从右侧沿牙齿纵向由内向门齿擦洗牙齿、牙龈、牙间隙。擦洗完毕，嘱患者闭上嘴休息。

（8）夹取第 5 个棉球，嘱患者张嘴并咬合牙齿，用压舌板轻轻撑开右侧颊部，自内向外上下擦拭颊部，边擦边退压舌板，嘱患者闭嘴休息，将压舌板放入患者口角旁弯盘中。

（9）夹取第 6 个棉球，由门齿向臼齿方向纵向擦洗左上内侧牙齿、牙龈、牙间隙，螺旋由内向外擦洗左上咬合面。

（10）夹取第 7 个棉球（方法同第 6 个棉球，擦洗左下内侧），由门齿向臼齿方向纵向擦洗左下内侧牙齿、牙龈、牙间隙，螺旋由内向外擦洗左下咬合面。

（11）夹取第 8 个棉球，由门齿向臼齿方向纵向擦洗右上内侧牙齿、牙龈、牙间隙，螺旋由内向外擦洗右上咬合面。

（12）夹取第 9 个棉球（方法同第 8 个棉球，擦洗右下内侧），由门齿向臼齿方向纵向擦洗右下内侧牙齿、牙龈、牙间隙，螺旋由内向外擦洗右下咬合面。

（13）夹取第 10 个棉球，横向擦洗硬腭。擦洗完毕，嘱患者闭嘴休息，并询问患者有无不适。

（14）夹取第 11 个棉球，横向擦洗舌面，纵向擦洗舌两侧。擦洗完毕，嘱患者闭嘴休息。

（15）夹取第 12 个棉球，擦洗舌下和口底，擦洗完毕，嘱患者闭嘴休息。

（16）操作过程中注意观察患者病情变化，适时询问有无不适，若患者口中水多，随时协助其吐出。

（17）再次清点棉球数目，确保棉球数目无误。

（18）将用过的弯盘、镊子和包布置于治疗车下层。将另一弯盘置于患者口角旁，协助其漱口并擦嘴，将用过的弯盘和治疗巾放于治疗车下层。

（19）用手电筒再次检查患者口腔情况并检查有无棉球遗漏，若患者口唇干裂，适当擦涂液状石蜡。

（20）取下颌下铺巾，协助患者取舒适卧位，整理床单位。询问患者有无不适。

（21）用快速手消毒剂消毒双手，推治疗车回治疗室，按医疗废物分类处理原则处理用物。

（22）洗手，按要求书写护理记录单。

五、注意事项

（1）操作时动作轻柔，避免损伤口腔黏膜和牙龈。

（2）擦洗时棉球应包裹弯止血钳，前端夹紧，避免金属碰撞牙齿。

（3）擦洗腭部时，勿触及软腭，以免引起恶心。

（4）昏迷患者禁漱口，需用开口器时，应从臼齿处放入，不可用暴力助其张口。擦洗时需用止血钳夹紧棉球，每次1个，防止棉球遗留在口腔内。棉球不可过湿，以防患者误吸，发现痰多时要及时吸出。

（5）操作过程中，应观察口腔有无异常情况。

（6）义齿可用牙膏刷洗干净后用清水冲洗，冲刷时禁用热水或乙醇，以免义齿龟裂变形、变色和老化。若暂不用，可浸入（冷）清水中，每天晨护后更换（冷）清水一次。

（7）长期应用抗生素者，应观察口腔内膜有无真菌感染。

（8）口腔清洗次数和所需棉球数量应以满足清洁患者口腔需要为准。

第七节　经口鼻吸痰

一、目的

清除患者呼吸道分泌物，保持呼吸道通畅。

二、评估

（一）评估患者

（1）两人核对医嘱。

（2）核对患者床号、姓名、病历号和腕带（请患者自己说出床号和姓名）。

（3）评估患者病情、意识状态和合作程度。

（4）评估患者的呼吸状况、吸氧流量及口腔和鼻腔情况。

（5）评估患者呼吸道分泌物的量、黏稠度、部位。

（6）评估患者肺部：戴好听诊器，暴露患者胸部。①听诊部位：肺尖部位于锁骨中线第二肋间，肺中部位于腋前线第四肋间，肺底部位于腋中线第八肋间。②听诊顺序：从上到下，左右对称，每一部位听诊时间3～4秒，必要时吸痰前协助患者叩背。

(7)告知患者操作目的、方法和过程。

(二)评估环境

安静整洁,宽敞明亮。

三、操作前准备

(一)人员准备

仪表整洁,符合要求。洗手、戴口罩。

(二)物品准备

治疗车上层放置清洁盘(盘内放一次性吸痰管 2 根)、听诊器、生理盐水250 mL、手电筒、无菌棉签、小水杯 1 个,治疗巾折叠固定于床边,内放吸痰用长引流管接头前端。根据病情需要准备压舌板 1 个、开口器 1 个、口咽通气道 1 个、快速手消毒剂。要保证以上物品符合要求,均在有效期内。治疗车下层放置医疗废物桶、生活垃圾桶、含有效氯 500 mg/L 消毒液桶。

四、操作程序

(1)核对患者床号、姓名、病历号和腕带(请患者自己说出床号和姓名)。

(2)协助患者取得合适体位。

(3)取棉签蘸取小水杯内生理盐水,清洁一侧鼻腔。

(4)检查患者口腔,取下活动义齿。

(5)打开负压吸引开关,反折长引流管,检查吸痰器压力,吸痰器处于完好状态。

(6)打开一次性吸痰管外包装,取出无菌手套,展开无菌手套,将右手伸入无菌手套内,将垫纸置于患者胸前(注意不要污染手套)。

(7)取出吸痰管,缠于右手上,外包装弃于生活垃圾桶内。连接吸痰管与负压吸引器,试吸通畅。

(8)左手拇指抬起,使负压处于关闭状态,将吸痰管插入鼻腔,插管深度要适宜。打开负压,间断给予负压,吸痰时轻轻左右旋转上提吸痰管(痰液存留处可稍延长)吸净痰液,但每次吸引时间应<15 秒。

(9)吸痰过程中嘱患者咳嗽,并随时观察病情变化,同时观察痰液(颜色、性质、量),判断吸痰效果。

(10)经口腔吸痰时,嘱患者张口,必要时使用口咽通气道或压舌板。对昏迷患者可以使用开口器帮助其张口,吸痰方法同清醒患者。

(11)吸痰后再次观察患者生命体征,清洁口鼻及面部,帮助患者恢复舒适体位。

(12)吸痰结束后用生理盐水或含有效氯 500 mg/L 消毒液冲洗吸痰管,将吸痰管盘于右手,连同患者胸前垫纸及手套一并弃于医疗废物桶内。

(13)用快速手消毒剂消毒双手,将治疗车推至一旁备用。

(14)洗手,书写护理记录单。

五、注意事项

(1)遵守无菌操作原则,插管动作应轻柔、敏捷。

(2)吸痰前后应当给予高流量吸氧,每次吸痰时间不宜超过 15 秒,如痰液较多,需要再次吸引,应间隔 3～5 分钟,患者耐受后再进行。1 根吸痰管只能使用 1 次。

(3)如患者痰液黏稠,可以配合叩背、雾化吸入、体位引流等胸部物理治疗方法稀释痰液;患者出现缺氧症状如发绀、心率下降等时,应当立即停止吸痰。

第八节 鼻 饲 术

一、目的

为不能经口进食的患者从胃管内灌注流质食物,保证患者摄入足够的营养、水分和药物。

二、评估

(一)评估患者

(1)两人核对医嘱。

(2)核对床号、姓名、病历号和腕带(请患者自己说出床号和姓名)。

(3)评估患者病情、意识状态、合作程度,有无插胃管经历。

(4)告知患者鼻饲目的、注意事项和配合要点,以取得患者合作。

(5)有义齿或戴眼镜者操作前应取下,妥善放置。

(6)对于昏迷患者,若家属在床旁,可向其家属解释,以获得支持。

(7)使用光源充足的手电筒检查患者鼻腔状况,包括鼻黏膜有无肿胀、炎症,有无鼻中隔偏曲和息肉等,既往有无鼻部疾病,鼻呼吸是否通畅。

(二)评估环境

安静整洁,宽敞明亮,关闭门窗,室温适宜,隔离帘遮挡。

三、操作前准备

(一)人员准备

仪表整洁,符合要求。洗手、戴口罩。

(二)物品准备

操作台上放置无菌包或鼻饲包、消毒液状石蜡、无菌纱布、无菌镊子、无菌镊子罐和持物钳。治疗车上层放置清洁盘内放 50 mL 注射器、一次性胃管 2 根、清洁治疗巾 1 块、无齿止血钳 1 把、无菌棉签、胶布、手套、听诊器、压舌板、温开水、鼻饲液、快速手消毒剂,要保证以上物品符合要求,均在有效期内。治疗车下层放置医疗废物桶、生活垃圾桶。检查鼻饲液有无变质过期,水温保持在 38～40 ℃。

(三)准备鼻饲盘

在操作台上打开无菌包外包装,用无菌持物钳将两个弯盘平放于外包装上,用无菌镊子夹取弯盘内的镊子置于弯盘一侧边缘。打开无菌纱布外包装,用弯盘内的镊子取出纱布,放于弯盘内,外包装弃于生活垃圾桶内,将消毒液状石蜡倒于其中一块纱布上,用略大的弯盘扣于另一个弯盘上,用外包布包裹,放置于治疗车上的治疗盘内备用。

四、操作程序

(1)核对床号、姓名、病历号和腕带(请患者自己说出床号和姓名)。如戴眼镜或义齿,应取下妥善放置。

(2)灌注鼻饲液前,患者取半卧位或坐位。无法坐起者取右侧卧位,头颈部自然伸直。将治疗巾围于患者颌下,并将弯盘置于口角旁。选择通畅一侧,用棉签清洁。

(3)插胃管:①备胶布 2～3 条。②打开鼻饲包,取出胃管和 50 mL 注射器(针头放入锐器桶)放入弯盘内,外包装弃于生活垃圾桶内。③测量胃管插入长度,并作一标记,方法为自前额发际至剑突的距离,或自鼻尖经耳垂至剑突的距离。或者参照胃管上刻度,保证胃管前端达到胃内,一般成人插入长度为 45～55 cm。④检查胃管是否通畅,用液状石蜡润滑胃管前段。用止血钳夹闭胃管的末端。⑤一手持纱布托住胃管,另一手持镊子夹住胃管前段,沿选定的一侧鼻孔缓缓插入鼻腔至 10～15 cm(咽喉部),嘱患者做吞咽动作,同时顺势将胃管轻轻插入至预定长度。⑥昏迷患者的插管:插管前先协助患者去枕、头向后仰,当胃管插入约 15 cm 时,左手将患者头部托起,使下颌靠近胸骨柄,将胃管沿后壁滑行缓缓插至预定长度。⑦验证胃管是否在胃内:用注射器抽吸,见胃内容物;向胃管内注入 10 mL 空气,用听诊器在左上腹部听到气过水声;将胃管末端放入盛水的治疗碗内,无气泡逸出。⑧证实后将胃管末端封帽盖好,用胶布固定胃管于鼻翼两侧和面颊部。

(4)灌注鼻饲液,接注射器于胃管末端,先回抽,见有胃内容物抽出,再注入温开水 20 mL。遵医嘱缓慢灌注鼻饲液或药物,鼻饲毕,再次用注射器抽取 20 mL 温开水冲洗胃管,将胃管尾端的封帽盖好,取下治疗巾放于治疗车下层,将胃管盘好放于患者胸前兜内。

(5)鼻饲后维持原卧位 20～30 分钟,观察患者病情及有无不适,并告知注意事项,整理床单位。

(6)用快速手消毒剂消毒双手,推车回治疗室,按医疗废物分类处理原则处理用物。

(7)洗手,书写护理记录单。

五、停止鼻饲步骤

(1)核对医嘱和患者床号、姓名、病历号和腕带(请患者自己说出床号和姓名)。

(2)抬高床头取半卧位。

(3)戴手套,弯盘置于患者口角旁,轻轻揭去固定胃管的胶布,用纱布包裹贴近鼻孔处的胃管,嘱患者深呼吸,在患者呼气时拔管,边拔管边用纱布擦拭胃管,到咽喉处快速拔除。将胃管盘绕在纱布中,置于弯盘内。

(4)脱去手套,用棉签清洁患者鼻腔,擦净胶布痕迹,协助患者取舒适卧位。

(5)按医疗废物分类处理原则处理用物,洗手。

六、注意事项

(1)护患之间进行有效的沟通,可以减轻插入胃管时给患者和家属带来的心理压力。

(2)插管时动作轻柔,避免损伤食管黏膜。

(3)插管过程中,若插入不畅,应检查胃管是否盘在口中;若插管中患者出现呛咳、呼吸困难、发绀等情况,表示误入气管,应立即拔出。

(4)每次灌食前应检查并确定胃管是否在胃内,并注意灌注速度、温度、容量;每次鼻饲量不超过 200 mL,水温保持在 38~40 ℃,间隔时间不少于 2 小时。

(5)每天检查胃管插入深度,并检查患者有无胃潴留,每次灌注鼻饲前,抽吸并测量胃内残留量,若胃内容物超过 150 mL,应通知医师减量或暂停鼻饲。

(6)鼻饲混合流食时,应当间接加温,防止蛋白凝固。

(7)鼻饲给药时,应先研碎溶解后再灌入,灌入前后应用 20 mL 生理盐水或温开水冲洗导管。

(8)长期鼻饲者,应每天进行口腔护理,普通胃管每周更换 1 次,硅胶胃管每月更换 1 次。

第九节 氧气吸入术

一、鼻导管氧气吸入

(一)目的

提高血氧含量和动脉血氧饱和度。

(二)评估

1.评估用物

检查手电,使用状态良好。

2.评估患者

(1)两人核对医嘱。

(2)核对患者床号、姓名、病历号和腕带(请患者自己说出床号和姓名)。

(3)了解患者病情,呼吸状态、缺氧程度(口唇和甲床发绀程度)、意识状态、合作程度和对吸氧的心理反应,鼻腔状况。

(4)告知患者用氧目的,操作方法,并指导患者配合。

3.评估环境

安静整洁,宽敞明亮。床旁有无中心供氧装置,环境是否安全(无明火、无漏气)。

(三)操作前准备

1.人员准备

仪表整洁,符合要求。洗手、戴口罩。

2.物品准备

治疗车上层放置清洁盘或治疗盘内放置氧气装置1套（检查氧气装置是否完好）、一次性湿化瓶、一次性吸氧管2根、无菌棉签、小水杯1个、灭菌蒸馏水或灭菌注射用水（注明吸氧专用和日期）、护理治疗单、快速手消毒剂。要保证以上物品符合要求，均在有效期内。治疗车下层放置生活垃圾桶、医疗废物桶。

(四)操作程序

（1）核对床号、姓名、病历号和腕带（请患者自己说出床号和姓名）。

（2）协助患者取舒适卧位。

（3）安装氧气装置，向外轻拉下接头，检查安装是否牢固。

（4）拧下湿化瓶，打开灭菌注射用水（按取无菌溶液方法操作），先倒入小水杯少许灭菌注射用水，再向湿化瓶内倒入灭菌注射用水至1/2～2/3处，安装好湿化瓶。

（5）取棉签蘸取小水杯内灭菌注射用水，清洁一侧或双侧鼻腔，棉签置于医疗废物桶内。

（6）打开一次性吸氧导管外包装，取出吸氧管，外包装置于生活垃圾桶内，将一次性吸氧导管连接至吸氧装置上，打开流量表开关，遵医嘱调节至所需流量。

（7）再次核对患者床号和姓名。

（8）将吸氧管末端置于前臂内侧，检查吸氧管是否通畅，将吸氧管轻轻放入患者鼻孔，固定好吸氧管。

（9）观察患者缺氧改善情况，并告知注意事项和用氧安全，请患者不要自行调节氧流量等。将呼叫器放置于患者枕边，妥善安置患者。

（10）再次核对患者床号和姓名。

（11）用快速手消毒剂消毒双手。

（12）推车回治疗室，洗手。

（13）记录用氧开始时间和氧流量，定时巡视，观察患者用氧情况。

(五)停止吸氧

（1）遵医嘱停止氧气吸入，两人核对医嘱。

（2）携用物推车至患者床旁，核对床号、姓名、病历号和腕带。观察患者吸氧后症状改善情况（口唇和甲床发绀程度），并向患者解释。

（3）松开患者吸氧管固定装置，取下吸氧管，关闭流量表，将吸氧管摘下置于医疗废物桶内，协助患者用纸巾清洁面颊，纸巾置于生活垃圾桶内。

（4）妥善安置患者，整理床单位，将呼叫器放于患者枕边，卸下氧气装置，放置于治疗车下层。

(5)用快速手消毒剂消毒双手,推车回治疗室。

(6)按医疗废物分类处理原则处理用物,将氧气装置内液体倒出,拧下湿化孔杯,将湿化瓶和湿化孔杯浸泡在含有效氯 500 mg/L 消毒液桶内,30 分钟后清洗晾干备用。氧气表用含有效氯 500 mg/L 消毒液小毛巾擦拭干净,放回原处备用。

(7)洗手,记录用氧停止时间。

(六)注意事项

(1)在操作过程中要随时注意患者的病情变化并给予人文关怀。

(2)严格遵守操作规程,切实做好防火、防油、防热,注意用氧安全。

(3)使用氧气时,应先调节氧流量后再使用,停用时应先拔除鼻导管,再关氧气开关,以免操作失误,大量氧气突然冲入呼吸道而损伤患者肺组织。

(4)一般情况下,湿化瓶内放 1/2～2/3 的灭菌注射用水或灭菌蒸馏水。肺水肿时遵医嘱瓶内放 30%～50%乙醇,因乙醇可降低肺泡内泡沫的表面张力,使泡沫破裂,扩大气体和肺泡壁接触面,使气体易于弥散,改善气体交换功能。

(5)氧气吸入浓度计算公式:浓度(%)=21+4×氧流量。

(6)长期吸氧患者,24 小时更换一次湿化瓶内液体。

(7)吸氧结束后,将湿化瓶和湿化孔杯浸泡在含有效氯 500 mg/L 消毒液桶内,30 分钟后清洗晾干备用。氧气表用含有效氯 500 mg/L 消毒液小毛巾擦拭干净,放回原处备用。

二、一次性吸氧装置氧气吸入

(一)目的

提高血氧含量和动脉血氧饱和度。

(二)评估

1.评估用物

检查手电,使用状态良好。

2.评估患者

(1)两人核对医嘱。

(2)核对患者床号、姓名、病历号和腕带(请患者自己说出床号和姓名)。

(3)了解患者病情,呼吸状态、缺氧程度(口唇和甲床发绀程度)、意识状态、合作程度和对吸氧的心理反应,鼻腔状况。

（4）告知患者用氧目的、操作方法，并指导患者配合。

3.评估环境

安静整洁，宽敞明亮。床旁有无中心供氧装置，环境是否安全（无明火、无漏气）。

（三）操作前准备

1.人员准备

仪表整洁，符合要求。洗手、戴口罩。

2.物品准备

治疗车上层放置清洁盘或治疗盘内放置氧气装置 1 套（检查氧气装置是否完好）、一次性湿化瓶、一次性吸氧管 2 根、无菌棉签、小水杯 1 个、灭菌蒸馏水或灭菌注射用水（注明吸氧专用和日期）、护理治疗单、快速手消毒剂。治疗车下层放置生活垃圾桶、医疗废物桶。

（四）操作程序

（1）携用物推车至患者床旁，核对床号、姓名、病历号和腕带（请患者自己说出床号和姓名）。

（2）协助患者取舒适卧位。

（3）安装氧气装置，向外轻拉下接头，检查安装是否牢固。

（4）打开一次性湿化瓶外包装，取出湿化瓶外包装置于生活垃圾桶内（有效期为 11 天）。

（5）确保氧气流量计处于关闭状态，将流量计插入设备带，拔除加湿通路瓶体进气口密封帽，将加湿通路瓶体进气口插入流量计快插接头内，听到"咔"声并略用力向下拉动不脱离即为连接成功。

（6）拔下加湿通路瓶体出气口密封帽，接通氧气调至所需流量 10 秒后，将输送管路（面罩软管）与加湿通路瓶体出口处连接，即可吸氧。

（7）打开灭菌注射用水，先倒入小水杯少许，取棉签蘸取小水杯内灭菌注射用水，清洁一侧或双侧鼻腔，棉签置于医疗废物桶内。

（8）打开一次性吸氧导管外包装，取出吸氧管，外包装置于生活垃圾桶内，将一次性吸氧导管连接至吸氧装置上，打开流量表开关，遵医嘱调节至所需流量。

（9）再次核对患者床号和姓名。

（10）将吸氧管末端置于前臂内侧，检查吸氧管是否通畅，将吸氧管轻轻放入患者鼻孔，固定好吸氧管。

（11）观察患者缺氧改善情况，并告知注意事项和用氧安全，请患者不要自行调节氧流量等。将呼叫器放置于患者枕边,妥善安置患者。

（12）再次核对患者床号和姓名。

（13）用快速手消毒剂消毒双手。

（14）推车回治疗室,洗手。

（15）记录用氧开始时间和氧流量,定时巡视,观察患者用氧情况。

（五）停止吸氧

（1）遵医嘱停止氧气吸入,两人核对医嘱。

（2）携用物推车至患者床旁,再次核对床号、姓名、病历号和腕带。观察患者吸氧后症状改善情况（口唇和甲床发绀程度）,并向患者作好解释。

（3）松开患者吸氧管固定装置,取下吸氧管,关闭流量表,握持加湿通路瓶体的同时将快插接头压套上提即可取下产品。

（4）将吸氧管摘下置于医疗废物桶内,协助患者用纸巾清洁面颊,纸巾置于生活垃圾桶内。

（5）妥善安置患者,整理床单位,将呼叫器放于患者枕边,卸下氧气装置,放置于治疗车下层。

（6）用快速手消毒剂消毒双手,推车回治疗室。

（7）按医疗废物分类处理原则处理用物,将一次性湿化瓶和氧气鼻导管弃入医疗废物桶内,氧气表用含有效氯 500 mg/L 消毒液小毛巾擦拭干净,放回原处备用。

（8）洗手,记录用氧停止时间。

（六）注意事项

（1）在操作过程中要随时注意患者的病情变化并给予人文关怀。

（2）严格遵守操作规程,切实做好防火、防油、防热,注意用氧安全。

（3）包装和内容物破损,加湿通路漏液,零部件缺失、形变或连接部分分离时,严禁使用。

（4）加湿通路瓶体内湿化液混浊、有异物时,严禁使用。

（5）包装开启,立即使用。

（6）使用时严禁上提流量计快插接头压套,以免吸氧装置坠落。

（7）加湿通路瓶体使用时应保持竖直,倾斜不得超过30°。

（8）使用氧气时,应先调节氧流量后再使用,停用时应先拔除鼻导管,再关氧气开关,以免操作失误,大量氧气突然冲入呼吸道而损伤患者肺组织。

（9）一般情况下,湿化瓶内放 1/2～2/3 的灭菌注射用水或灭菌蒸馏水。肺水肿时遵医嘱瓶内放 30%～50% 乙醇,因乙醇可降低肺泡内泡沫的表面张力,使泡沫破裂,扩大气体和肺泡壁接触面,使气体易弥散,改善气体交换功能。

(10)氧气吸入浓度计算公式:浓度(%)=21+4×氧流量。

(11)长期吸氧患者,观察湿化瓶中无菌用水的量,及时更换。标明开瓶日期和有效期(有效期 11 天)。

(12)吸氧结束后,湿化瓶弃入生活垃圾桶,吸氧管弃入医疗废物桶。

(13)氧气表用含有效氯 500 mg/L 消毒液小毛巾擦拭干净,放回原处备用。

(14)当湿化液液面下降至最低液位线时须更换产品。

(15)除正常悬挂使用外,氧气流量计与加湿通路瓶体应分开放置,以免倾倒致湿化液进入流量计内。

(16)严禁挤压加湿通路瓶体,以免变形漏液。

第十节 导 尿 术

一、女患者导尿

(一)目的

(1)为尿潴留患者引出尿液,减轻痛苦。

(2)协助临床诊断留尿做细菌培养;测定残余尿量、膀胱容量和膀胱测压;进行尿道或膀胱造影等。

(3)为膀胱肿瘤患者进行膀胱化疗。

(4)抢救危重、休克患者时,准确记录尿量,测尿比重,观察患者病情变化。

(5)盆腔内器官手术前排空膀胱,避免术中误伤。

(6)某些泌尿系统疾病,术后留置导尿管,便于持续引流和冲洗,并可减轻手术切口的张力,利于愈合。

(7)昏迷,尿失禁,截瘫或会阴部、肛门有伤口不宜自行排尿者,可保持局部清洁、干燥。

(二)评估

1.评估患者

(1)两人核对医嘱。

（2）核对患者床号、姓名、病历号和腕带（请患者自己说出床号和姓名）。

（3）评估患者病情、年龄、意识、合作程度、心理反应和自理能力。

（4）解释操作目的和方法，指导患者配合。

（5）评估患者排尿和治疗情况。

（6）评估患者膀胱充盈度和会阴部皮肤清洁情况。

（7）评估患者尿道口周围情况，有无破溃。

2.评估环境

安静整洁，宽敞明亮（是否有屏风或隔帘遮挡）。

（三）操作前准备

1.人员准备

仪表整洁，符合要求。洗手、戴口罩。

2.物品准备

治疗车上层放置快速手消毒剂、一次性无菌导尿包（内有弯盘2个、带卡子的导尿管1根、镊子2把、碘伏棉球2包、孔巾、液状石蜡棉球1包、有盖标本小瓶2个、无菌手套2副、别针1个、引流袋1个、装有10 mL生理盐水注射器1支）、备用无菌导尿管1根、一套无菌冲洗盘（对合放置，一个盘内放无菌棉球8个、粗纱布1块、镊子2把）、0.25‰碘伏溶液、10％肥皂水、温水壶、备用引流袋1个、备用无菌手套1副。要保证以上物品符合要求，均在有效期内。治疗车下层放置一次性无菌棉垫2个、1 000 mL量杯一个、便盆、生活垃圾桶、医疗废物桶。

（四）操作程序

（1）携用物推车至患者床旁，与患者核对床号、姓名、病历号和腕带（请患者自己说出床号和姓名）。

（2）再次说明导尿的目的和指导患者配合。

（3）关好门窗，隔离帘遮挡。

（4）松开被尾，站于患者右侧，协助患者取仰卧屈膝位，脱去患者将对侧裤子盖在近侧腿上，将对侧腿和上身用棉被遮盖，注意保暖，双腿略外展，暴露会阴。

（5）一次性棉垫垫于臀下，臀下垫便盆。

（6）用快速手消毒剂消毒双手，在治疗车上将两弯盘平放，用第一把镊子取4个棉球放于空弯盘内，用10％肥皂水浸湿。

（7）持第一把镊子夹肥皂水棉球擦洗外阴，顺序为阴阜至远侧腹股沟-大小阴唇至近侧腹股沟-大小阴唇至阴蒂-尿道口-阴道口-肛门。

（8）将镊子放空弯盘内，用第二把镊子夹3个干棉球至空弯盘内。

(9)左手持温水壶,嘱患者鼓起腹部,冲阴阜。

(10)右手持第一把镊子分别取 3 个棉球,边冲边擦,顺序为远侧腹股沟-大小阴唇至近侧腹股沟-大小阴唇至阴蒂-尿道口-阴道口-肛门。

(11)将第一把镊子和空弯盘置于车下层。

(12)左手持 0.25‰碘伏溶液,右手持镊子夹取最后一干棉球,分开左右小阴唇。

(13)用碘伏溶液冲洗。

(14)夹取无菌纱布将腹股沟和臀部液体擦干,弯盘、镊子置于车下层。

(15)撤去便盆和棉垫置于车下层。将初步消毒物品按医疗废物分类处理。用快速手消毒剂消毒双手。

(16)将无菌导尿包置于患者双腿之间,打开形成无菌区。

(17)戴无菌手套,铺孔巾。将空弯盘移至会阴下方,同时用一把镊子将碘伏棉球夹到空弯盘内并用该镊子夹取液状石蜡棉球润滑导尿管前端 4～6 cm,检验水囊,用纱布分开小阴唇,暴露尿道口,用碘伏棉球消毒。顺序为尿道口-对侧小阴唇-近侧小阴唇-再消毒尿道口。

(18)再次核对患者床号和姓名。

(19)更换镊子,夹住导尿管缓缓插入 4～6 cm,同时指导患者调整呼吸、放松,见尿后再插入 1～2 cm。给水囊注水 10 mL,向外轻拉导尿管,确保固定有效。

(20)擦净外阴部,准确连接集尿袋并妥善固定,尿袋收集袋低于耻骨联合水平。整理用后的物品并放入车下。

(21)告知患者注意事项,再次核对患者床号和姓名。

(22)脱去手套,用快速手消毒剂消毒双手。

(23)在导尿管分叉处粘贴导尿管标识,并注明留置时间,并用标记笔在尿袋上做好相应的标记(名称和时间)。

(24)协助患者穿好衣裤并恢复舒适体位,整理床单位,观察患者病情变化,呼叫器放于患者枕边,并做好解释工作。

(25)用快速手消毒剂消毒双手,携用物回治疗室,按医疗废物处理原则清理用物。肝功能异常和感染的患者按消毒隔离处理。

(26)洗手,按要求书写护理记录单。

(五)注意事项

(1)导尿过程中严格遵循无菌技术操作原则,避免污染,保护患者隐私。

(2)为女患者导尿时,注意看清尿道口,勿将导尿管插入阴道。如误入阴道,应立即更换导尿管重新插入。

(3)尿潴留患者一次导出尿量不宜超过1 000 mL,以防出现虚脱和血尿。

(4)每根导尿管只能使用一次。应选择粗细适宜的导尿管,插管时动作轻柔。

(5)保护患者自尊,耐心解释,操作环境要遮挡,应注意保暖。

(6)指导患者在留置导尿管期间保证充足液体入量,预防发生结晶和感染。

(7)患者离床时,导尿管和尿袋应妥善安置。

(8)指导患者在留置导尿管期间注意防止导尿管打折、弯曲、受压、脱出等情况发生,保持通畅。

(9)指导患者保持尿袋高度低于耻骨联合水平,防止逆行感染。

(10)指导长期留置导尿管的患者进行骨盆底肌的锻炼,增强控制排尿的能力。

二、男患者导尿

(一)目的

(1)解除患者尿潴留。

(2)手术前准备。

(3)留取无菌尿培养标本。

(4)为膀胱肿瘤患者进行膀胱腔内化疗和协助临床诊断。

(二)评估

1.评估患者

(1)两人核对医嘱。

(2)核对床号、姓名、病历号和腕带(请患者自己说出床号和姓名)。

(3)了解患者病情、意识状态、配合能力、心理反应和自理能力。

(4)向患者解释操作目的和过程,取得患者配合。

(5)评估患者排尿和治疗情况。

(6)评估患者膀胱充盈度和会阴部皮肤清洁情况。

(7)评估患者尿道口周围情况,有无破溃。

2.评估环境

安静整洁,宽敞明亮,室温适宜。

(三)操作前准备

1.人员准备

仪表整洁,符合要求。洗手、戴口罩。

2.物品准备

治疗车上层放置快速手消毒剂、一次性无菌导尿包[内有弯盘2个、导尿管1根、一次性尿袋1个、镊子2把、推注器(含预注水)、孔巾1张、消毒液状石蜡棉纱1包、试管1个、无菌手套1副]、纱布1块、清洁包1套(包括弯盘1个、碘伏棉球1包、镊子1把、无菌手套1只、纱布1块)、无菌镊子罐和持物钳、备用导尿管1根、别针1个、备用尿袋1个、一次性中单1个。要保证以上物品符合要求,均在有效期内。治疗车下层放置1 000 mL量杯一个、生活垃圾桶、医疗废物桶。

(四)操作程序

(1)携用物推车至患者床旁,与患者核对床号、姓名、病历号和腕带(请患者自己说出床号和姓名)。

(2)再次说明导尿的目的。

(3)关好门窗,隔离帘遮挡。

(4)松开被尾,站于患者右侧,协助患者脱去对侧裤子盖在近侧腿上,对侧腿用被子遮盖。协助患者取仰卧屈膝位,双腿略外展,暴露外阴。

(5)臀下垫一次性中单。

(6)用快速手消毒剂消毒双手。

(7)在治疗车上打开导尿包,取出清洁包。

(8)撕开消毒棉球袋,倒入弯盘内,弯盘置于两腿之间。

(9)左手戴无菌手套,右手持镊子夹棉球依次消毒,步骤如下:①先擦洗阴茎背面,顺序为中、左、右各用一个棉球擦洗。②左手持纱布提起阴茎并后推包皮,充分暴露冠状沟,夹取棉球依次螺旋擦洗尿道口、龟头、冠状沟。③将阴茎提起,用棉球自龟头向下消毒至阴囊处,顺序为中、左、右。④将纱布垫于阴茎与阴囊之间。

(10)用后物品放置弯盘内,并将弯盘移至床尾,脱手套。

(11)用快速手消毒剂消毒双手。

(12)在患者两腿间打开导尿包,戴手套,取出消毒棉球放于弯盘一侧。

(13)取尿袋与导尿管衔接后,撕开液状石蜡棉纱袋,用无菌镊夹液状石蜡纱布润滑导尿管。

(14)铺孔巾,孔巾与导尿包内面重叠。

(15)左手垫纱布提起阴茎,使之与腹壁呈 60°,暴露尿道口,螺旋消毒尿道口和龟头,左手不动,右手另换无菌镊子持导尿管,轻轻插入尿道,见尿后将导尿管全部插入,气囊导尿管注水 10～15 mL,轻拉导尿管有阻力感则证明已固定好,顺势将包皮复原。

(16)将尿袋从孔巾中穿出,通过股下用别针固定在床沿上。

(17)导尿完毕,撤去孔巾,擦净外阴,撤去一次性中单。脱去手套。

(18)在导尿管分叉处粘贴导尿管标识,注明留置时间,并用黑色记号笔在尿袋上做好相应的标记(名称和时间)。

(19)再次核对患者床号和姓名。

(20)协助患者恢复舒适体位,整理床单位,呼叫器置于患者枕边,并做好解释工作,告知患者注意事项,拉开隔帘。

(21)用快速手消毒剂消毒双手。

(22)携用物回治疗室,按医疗废物处理原则清理用物。

(23)洗手,按要求书写护理记录单。

(五)注意事项

(1)导尿过程中严格遵循无菌技术操作原则,避免污染,导尿管脱出或污染时,应更换导尿管重新插入。

(2)操作中注意保护患者隐私。

(3)充分润滑导尿管,插管必须轻柔,尤其为男患者导尿时,应注意 3 个弯曲 2 个狭窄,切忌过快过猛,防止损伤尿道黏膜。

(4)尿潴留患者一次导出尿量不宜超过 1 000 mL,以防出现虚脱和血尿。

(5)指导患者在留置导尿管期间保证充足液体入量,预防发生结晶或感染。

(6)指导患者在留置导尿管期间注意防止导尿管打折、弯曲、受压、脱出等情况发生,保持通畅。

(7)指导患者保持尿袋高度低于耻骨联合水平,防止逆行感染。

(8)定时排放引流袋尿液,按要求定时更换引流袋和导尿管,每天清洁尿道口,保持局部清洁、干燥。

(9)注意倾听患者的主诉,并观察尿液有无异常。

第十一节 协助沐浴

一、目的

(1)去除皮肤污垢,保持皮肤清洁,使患者舒适。

(2)促进皮肤血液循环,增强其排泄功能,预防感染和压疮等并发症。

(3)观察患者全身皮肤有无异常,为临床诊治提供依据。

二、评估

(一)评估患者

(1)两人核对医嘱。

(2)核对患者床号、姓名、病历号和腕带(请患者自己说出床号和姓名)。

(3)评估患者病情、意识和心理状态、自理能力、合作程度。

(4)评估患者肢体肌力和关节活动度、皮肤感觉、清洁度,皮肤有无异常改变。

(5)评估患者对保持皮肤清洁、健康相关知识的了解程度和要求等。

(6)向患者解释操作的目的、方法、注意事项和指导患者配合。

(二)评估环境

安静整洁,宽敞明亮,必要时进行遮挡。

三、操作前准备

(一)人员准备

仪表整洁,符合要求。洗手、戴口罩。

(二)物品准备

治疗车上层放置毛巾、浴巾、浴液、洗发液、清洁衣裤、拖鞋、快速手消毒剂,要保证以上物品符合要求,均在有效期内。治疗车下层放置医疗废物桶、生活垃圾桶。

(三)环境准备

调节室温至 24 ℃±2 ℃,水温保持在 40～45 ℃。

四、操作程序

(1)携用物推车至患者床旁,核对床号、姓名、病历号和腕带(请患者自己说出床号和姓名）。

（2）协助患者将洗浴用具放于浴盆或浴室内易取处，并放置防滑垫。

（3）协助患者进入浴室，嘱其穿好防滑拖鞋，协助其脱衣裤。

（4）指导患者调节冷、热水开关和使用浴室呼叫器，不反锁浴室门。

（5）扶持患者进入浴盆。

（6）沐浴后协助患者移出浴盆或浴室，用浴巾帮其擦干皮肤，穿清洁衣裤。

（7）协助患者回病床，取舒适卧位，观察患者沐浴后反应。

（8）将洗浴用具归还原处，清洁浴室。

（9）用快速手消毒剂消毒双手后推车回治疗室，按医疗废物分类处理原则处理用物。

（10）洗手，书写护理记录，记录沐浴时间、患者反应等。

五、注意事项

（1）沐浴应在进食 1 小时后进行，以免影响消化功能。

（2）妊娠 7 个月以上孕妇不宜盆浴，衰弱、创伤和心脏病需卧床休息的患者，均不宜盆浴和淋浴。

（3）注意室温和水温的调节，防止患者受凉或烫伤。

（4）浴室内应配备防跌倒设施（防滑垫、浴凳、扶手等）。

（5）向患者解释呼叫器的使用方法，嘱患者如在沐浴过程中感到不适应立即呼叫请求帮助。

（6）沐浴时不应用湿手接触电源开关，不要反锁浴室门。

（7）沐浴时入浴时间不可过久，防止发生晕厥、跌倒等意外。

（8）若遇患者发生晕厥，应迅速到位进行救治和护理。

第二章

心内科护理

第一节 心 绞 痛

一、稳定型心绞痛

稳定型心绞痛也称劳力性心绞痛,是在冠状动脉固定性严重狭窄的基础上,由于心肌负荷的增加引起心肌急剧的、暂时的缺血缺氧的临床综合征。其特点为阵发性的前胸压榨性疼痛或憋闷感觉,主要位于胸骨后部,可放射至心前区和左上肢尺侧,常发生于劳力负荷增加时,持续数分钟,休息或用硝酸酯制剂后疼痛消失。疼痛发作的程度、频度、性质及诱因在数周至数月内无明显变化。

(一)病理生理

患者在心绞痛发作之前,常有血压增高、心律增快、肺动脉压和肺毛细血管压增高的变化,反映心脏和肺的顺应性减低。发作时可有左心室收缩力和收缩速度降低、射血速度减慢、左心室收缩压下降、心搏量和心排血量降低、左心室舒张末期压和血容量增加等左心室收缩和舒张功能障碍的病理生理变化。左心室壁可呈收缩不协调或部分心室壁有收缩减弱的现象。

(二)病因

本病的基本病因是冠状动脉粥样硬化。正常情况下,冠状动脉循环血流量具有很大的储备力量,其血流量可随身体的生理情况有显著的变化,休息时无症状。当劳累、激动、心力衰竭等使心脏负荷增加,心肌耗氧量增加时,对血液的需求随之增加,而冠状动脉的供血已不能相应增加,即可引起心绞痛。

(三)临床表现

1.症状

心绞痛以发作性胸痛为主要临床表现,典型疼痛的特点为以下几点。

(1)部位:主要在胸骨体中、上段之后,可波及心前区,界限不很清楚。常放射至左肩、左臂尺侧达无名指和小指,偶有至颈、咽或下颌部。

(2)性质:胸痛常有压迫、憋闷或紧缩感,也可有烧灼感,偶尔伴有濒死感。

(3)持续时间:疼痛出现后常逐步加重,持续 3～5 分钟,休息或含服硝酸甘油可迅速缓解,很少超过半小时。可数天或数周发作 1 次,亦可一天内发作数次。

2.体征

心绞痛发作时,患者面色苍白、出冷汗、心率增快、血压升高、表情焦虑。心尖部听诊有时出现"奔马律",可有暂时性心尖部收缩期杂音,是乳头肌缺血以致功能失调引起二尖瓣关闭不全所致。

3.诱因

发作常因体力劳动、情绪激动、饱餐、寒冷、吸烟、心动过速、休克等诱发。

(四)辅助检查

1.心电图检查

(1)静息时心电图:约有半数患者在正常范围,也可有陈旧性心肌梗死的改变或非特异性 ST 段和 T 波异常。有时出现心律失常。

(2)心绞痛发作时心电图:绝大多数患者可出现暂时性心肌缺血引起的 ST 段压低($\geq$0.1 mV),有时出现 T 波倒置,在平时有 T 波持续倒置的患者,发作时可变为直立(假性正常化)。

(3)心电图负荷试验:运动负荷试验及 24 小时动态心电图,可显著提高缺血性心电图的检出率。

2.X 线检查

心脏检查可无异常,若已伴发缺血性心肌病可见心影增大、肺充血等。

3.放射性核素

利用放射性铊心肌显像所示灌注缺损,提示心肌供血不足或血供消失,对心肌缺血诊断较有价值。

4.超声心动图检查

多数稳定型心绞痛患者静息时超声心动图检查无异常,有陈旧性心肌梗死者或严重心肌缺血者二维超声心动图可探测到坏死区或缺血区心室壁的运动异常,运动或药物负荷超声心动图检查可以评价心肌灌注和存活性。

5.冠状动脉造影检查

选择性冠状动脉造影可使左、右冠状动脉及主要分支得到清楚的显影,具有确诊价值。

(五)治疗

治疗原则是改善冠状动脉血供和降低心肌耗氧量以改善患者症状,提高生活质量,同时治疗冠状动脉粥样硬化,预防心肌梗死和死亡,以延长生存期。

1.发作时的治疗

(1)休息:发作时立即休息,一般患者停止活动后症状即可消失。

(2)药物治疗:宜选用作用快的硝酸酯制剂,这类药物除可扩张冠状动脉增加冠状动脉血流量外,还可扩张外周血管,减轻心脏负荷,从而缓解心绞痛。如硝酸甘油 0.3~0.6 mg 或硝酸异山梨酯 3~10 mg 舌下含化。

2.缓解期的治疗

缓解期一般不需卧床休息,应避免各种已知的诱因。

(1)药物治疗:以改善预后的药物和减轻症状、改善缺血的药物为主,如阿司匹林、氯吡格雷、β受体阻滞剂、他汀类药物、血管紧张素转换酶抑制剂、硝酸酯制剂,其他如代谢性药物、中医中药。

(2)非药物治疗:包括运动锻炼疗法、血管重建治疗、增强型体外反搏等。

二、不稳定型心绞痛

目前已趋向将典型的稳定型劳力性心绞痛以外的缺血性胸痛统称为不稳定型心绞痛。不稳定型心绞痛根据临床表现可分为静息型心绞痛、初发型心绞痛、恶化型心绞痛 3 种类型。

(一)病理生理

不稳定型心绞痛与稳定型心绞痛的差别主要在于冠状动脉内不稳定的粥样斑块继发的病理改变,使局部的心肌血流量明显下降,如斑块内出血、斑块纤维帽出现裂隙、表面有血小板聚集和(或)刺激冠状动脉痉挛,导致缺血性心绞痛,虽然也可因劳力负荷诱发,但劳力负荷终止后胸痛并不能缓解。

(二)病因

少部分不稳定型心绞痛患者心绞痛发作有明显的诱因,具体如下。

1.增加心肌氧耗

感染、甲状腺功能亢进或心律失常。

2.冠状动脉血流减少

低血压。

3.血液携氧能力下降

贫血和低氧血症。

(三)临床表现

1.症状

不稳定型心绞痛患者胸部不适的性质与典型的稳定型心绞痛相似,通常程度更重,持续时间更长,可达数十分钟,胸痛在休息时也可发生。

2.体征

体检可发现一过性第三心音或第四心音,以及由于二尖瓣反流引起的一过性收缩期杂音,这些非特异性体征也可出现在稳定型心绞痛和心肌梗死患者,但详细的体格检查可发现潜在的加重心肌缺血的因素,并成为判断预后非常重要的依据。

(四)辅助检查

1.心电图检查

(1)大多数患者胸痛发作时有一过性 ST 段(抬高或压低)和 T 波(低平或倒置)改变,其中 ST 段的动态改变($\geqslant 0.1$ mV 的抬高或压低)是严重冠状动脉疾病的表现,可能会发生急性心肌梗死或猝死。

(2)连续心电监护:连续 24 小时心电监测发现,85%～90%的心肌缺血,可不伴有心绞痛症状。

2.冠状动脉造影剂其他侵入性检查

在长期稳定型心绞痛基础上出现的不稳定型心绞痛患者,常有多支冠状动脉病变,而新发作静息心绞痛患者,可能只有单支冠状动脉病变。在所有的不稳定型心绞痛患者中,3 支血管病变占 40%,2 支血管病变占 20%,左冠状动脉主干病变约占 20%,单支血管病变约占 10%,没有明显血管狭窄者占 10%。

3.心脏标志物检查

心脏肌钙蛋白 T 及肌钙蛋白 I 较传统的肌酸激酶和肌酸激酶同工酶更为敏感、更可靠。

4.其他

胸部 X 线、心脏超声和放射性核素检查的结果,与稳定型心绞痛患者的结果相似,但阳性发现率会更高。

(五)治疗

不稳定型心绞痛是严重、具有潜在危险的疾病,病情发展难以预料,应使患者处于监控之下,疼痛发作频繁或持续不缓解及高危组的患者应立即住院。其治疗包括抗缺血治疗、抗血栓治疗和根据危险度分层进行优创治疗。

1.一般治疗

发作时立即卧床休息,床边24小时心电监护,严密观察血压、脉搏、呼吸、心率、心律变化,有呼吸困难、发绀者应给予氧气吸入,维持血氧饱和度达到95%以上。如有必要,重测心肌坏死标志物。

2.止痛

烦躁不安、疼痛剧烈者,可考虑应用镇静剂如吗啡5～10 mg皮下注射;硝酸甘油或硝酸异山梨酯持续静脉滴注或微量泵输注,以10 μg/min开始,每3～5分钟增加10 μg/min,直至症状缓解或出现血压下降。

3.抗凝(栓)

抗血小板和抗凝治疗是不稳定型心绞痛治疗至关重要的措施,应尽早应用阿司匹林、氯吡格雷和肝素或低分子肝素,以有效防止血栓形成,阻止病情进展为心肌梗死。

4.其他

对于个别病情极严重患者,保守治疗效果不佳,心绞痛发作时ST段≥0.1 mV,持续时间>20分钟,或血肌钙蛋白升高者,在有条件的医院可行急诊冠状动脉造影,考虑经皮冠状动脉成形术。

三、护理评估

(一)一般评估

(1)患者有无面色苍白、出冷汗、心率加快、血压升高升高症状。

(2)患者主诉有无心绞痛发作症状。

(二)身体评估

(1)有无表情焦虑、皮肤湿冷、出冷汗的症状。

(2)有无心律增快、血压升高的症状。

(3)心尖区听诊是否闻及收缩期杂音,或听到第三心音或第四心音。

(三)心理-社会评估

患者能否控制情绪,避免激动或愤怒,以减少心悸耗氧量;家属能否做到给予患者安慰及细心的照顾,并督促定期复查。

(四)辅助检查结果的评估

(1)心电图有无 ST 段及 T 波异常改变。

(2)24 小时连续心电监测有无心悸缺血的改变。

(3)冠状动脉造影检查结果有无显示单支或多支病变。

(4)心脏标志物肌钙蛋白 T 的峰值是否超过正常对照值的百分位数。

(五)常用药物治疗效果的评估

1.硝酸酯类药物

心绞痛发作时,能否及时舌下含化,迅速缓解疼痛。

2.他汀类药物

长期服用是否可以维持低密度脂蛋白胆固醇的目标值<70 mg/dL,且不出现肝酶和肌酶升高等不良反应。

四、护理问题

(一)胸痛

胸痛与心肌缺血、缺氧有关。

(二)活动无耐力

活动无耐力与心肌氧的供需失调有关。

(三)知识缺乏

缺乏控制诱因及预防心绞痛发作的知识。

(四)潜在并发症

心肌梗死。

五、护理措施

(一)休息与活动

1.适量运动

应以有氧运动为主,运动的强度和时间因病情和个体差异而不同,必要时在监测下进行。

2.心绞痛发作时

心绞痛发作时立即停止活动,就地休息。不稳定型心绞痛患者,应卧床休息,并密切观察。

(二)用药的指导

1.心绞痛发作时

心绞痛发作时立即舌下含化硝酸甘油,用药后注意观察患者胸痛变化情况,如 3~5 分钟后仍不缓解,隔 5 分钟后可重复使用。对于心绞痛发作频繁者,静脉滴注硝酸甘油时,患者及家属不要擅自调整滴速,以防低血压的发生。部分患者用药后出现面部潮红、头部胀痛、头晕、心动过速、心悸等不适,应告知患者是药物的扩血管作用所致,不必有顾虑。

2.应用他汀类药物时

应用他汀类药物时,应严密监测患者的转氨酶及肌酸激酶等生化指标,及时发现药物可能引起的肝脏损害和肌病。采用强化降脂治疗时,应注意监测药物的安全性。

(三)心理护理

安慰患者,解除其紧张不安的情绪,改变急躁易怒的性格,保持心理平衡。告知患者及家属过劳、情绪激动、饱餐、用力排便、寒冷刺激等都是心绞痛发作的诱因,应注意避免。

(四)健康教育

1.疾病知识指导

(1)合理膳食:宜摄入低热量、低脂、低胆固醇、低盐饮食,多食蔬菜、水果和粗纤维食物如芹菜、糙米等,避免暴饮暴食,应少食多餐。

(2)戒烟、限酒。

(3)适量运动:应以有氧运动为主,运动的强度和时间因病情和个体差异而不同,必要时在监测下进行。

(4)心理调适:保持心理平衡,可采取放松技术或与他人交流的方式缓解压力,避免心绞痛发作的诱因。

2.用药指导

指导患者出院后遵医嘱用药,不擅自增减药量,自我检测药物的不良反应。外出时随身携带硝酸甘油以备急用。硝酸甘油遇光易分解,应放在棕色瓶内存放于干燥处,以免潮解失效。药瓶开封后每 6 个月更换 1 次,以确保疗效。

3.病情检测指导

教会患者及家属心绞痛发作时的缓解方法,胸痛发作时应立即停止活动或舌下含服硝酸甘油。如连续含服 3 次仍不缓解,或心绞痛发作比以往频繁、程度加重、疼痛时间时延长时,应及时就医,警惕心肌梗死的发生。不典型心绞痛发作时,可能表现为牙痛、肩周炎、上腹痛等,为防止误诊,应尽快到医院做相关检查。

4.及时就诊的指标

(1)心绞痛发作时,舌下含化硝酸酯类药物无效或重复用药仍未缓解。

(2)心绞痛发作比以往频繁、程度加重、疼痛时间延长。

第二节　心　肌　梗　死

心肌梗死是指心肌长时间缺血导致的心肌细胞死亡,为在冠状动脉病变的基础上,发生冠状动脉血供急剧减少或中断,使相应心肌严重而持久地急性缺血导致的心肌细胞死亡。急性心肌梗死的临床表现有持久的胸骨后剧烈疼痛、发热、白细胞计数和血清心肌坏死标志物增高,以及心电图进行性改变;患者可发生心律失常、休克或心力衰竭,属急性冠状动脉综合征的严重类型。

一、病理生理

患者主要出现左心室舒张和收缩功能障碍的一些血流动力学改变,其严重程度和持续时间取决于梗死的部位、程度和范围。患者心脏收缩力减弱、顺应性降低、心肌收缩不协调,左心室压力曲线最大上升速度降低,左心室舒张末期压增高、舒张和收缩末期容量增多;射血分数减少,心搏量和心排血量下降,心率增快或有心律失常,血压下降。病情严重者,动脉血氧含量降低。急性大面积心肌梗死者,可发生泵衰竭——心源性休克或急性肺水肿。

二、病因

急性心肌梗死的基本病因是冠状动脉粥样硬化造成一支或多支管腔狭窄和心肌血供不足,而侧支循环未建立。在此基础上,一旦血供急剧减少或中断,使心肌严重而持久地急性缺血达 20～30 分钟以上,即可发生急性心肌梗死。

促使斑块破溃出血及血栓形成的诱因:①晨起 6 时至 12 时,交感神经活动增加,机体应激反应增强,心肌收缩力、心率、血压增高,冠状动脉张力增高。②饱餐特别是进食多量高脂饮食后。③重体力劳动、情绪过分激动、血压急剧升高或用力排便。④休克、脱水、出血、外科手术或严重心律失常。

三、临床表现

临床表现与梗死的面积大小、部位、冠状动脉侧支循环情况密切相关。

(一)先兆

50%～81.2%的患者在发病前数天有乏力、胸部不适、活动时心悸、气急、烦躁、心绞痛等前驱症状,以初发心绞痛或原有心绞痛加重为最突出。心绞痛发作较以往频繁、程度较剧、持续较久、硝酸甘油疗效差、诱因不明显。

(二)症状

1.疼痛

疼痛出现最早、最突出,多发生于清晨,尤其是晨间运动或排便时。疼痛的性质和部位与心绞痛相似,但程度更剧烈,多伴有大汗、烦躁不安、恐惧及濒死感,持续时间可达数小时或数天,休息和服用硝酸甘油不缓解。部分患者疼痛可向上腹部放射,从而被误诊为急腹症,或因疼痛向下颌、颈部、背部放射而误诊为其他疾病。少数患者无疼痛,一开始即表现为休克或急性心力衰竭。

2.全身症状

全身症状一般在疼痛发生后24～48小时出现发热、心动过速、白细胞计数增高或和血沉增快等。体温可升高至38℃左右,很少超过39℃,持续约1周。

3.胃肠道症状

疼痛剧烈时常伴恶心、呕吐、上腹胀痛。也可有肠胀气或呃逆。

4.心律失常

75%～95%的患者在起病1～2天内可发生心律失常,24小时内最多见。

5.低血压和休克

疼痛发作期间血压下降常见,但未必是休克,如疼痛缓解而收缩压仍低于80 mmHg,且患者表现为烦躁不安、面色苍白、皮肤湿冷、脉细而快、大汗淋漓、少尿、神志迟钝,甚至晕厥则为休克表现。

6.心力衰竭

心力衰竭发生率为32%～48%,主要为急性左心衰竭。患者表现为呼吸困难、咳嗽、发绀、烦躁等症状,重者可发生肺水肿。随后可发生颈静脉怒张、肝大、水肿等右心衰竭表现,伴血压下降。

(三)体征

患者心率多增快,也可减慢,心律不齐。心尖部第一心音减弱,可闻及"奔马律";除急性心肌梗死早期血压可增高外,几乎所有患者都有血压下降。

(四)并发症

乳头肌功能失调或断裂、心脏破裂、栓塞、心室壁瘤、心肌梗死后综合征等。

四、辅助检查

(一)心电图检查

1.特征性改变

(1)ST段抬高性心肌梗死心电图的特点:①ST段抬高呈弓背向上型,在面向坏死区周围心肌损伤区的导联上出现；②宽而深的 Q 波（病理性 Q 波），在面向透壁心肌坏死区的导联上出现；③T 波倒置，在面向损伤区周围心肌缺血区的导联上出现。

（2）非 ST 段抬高性心肌梗死心电图的特点：①无病理性 Q 波，有普遍性 ST 段压低≥0.1 mV，但 aVR 导联 ST 段抬高，或有对称性 T 波倒置，为心内膜下心肌梗死所致；②无病理性 Q 波，也无 ST 段变化，仅有 T 波倒置变化。

2.动态性改变

ST 段抬高性心肌梗死的心电图演变过程：①在起病数小时内可无异常或出现异常高大两支不对称的 T 波，为超急性期改变。②数小时后，ST 段明显抬高，弓背向上，与直立的 T 波连接，形成单向曲线；数小时至 2 天内出现病理性 Q 波同时 R 波减低，为急性期改变。③如果早期不进行治疗干预，抬高的 ST 段可在数天至 2 周内逐渐回到基线水平，T 波逐渐平坦或倒置，为亚急性期改变。④数周至数月后，T 波呈 V 形倒置，两支对称，为慢性期改变。T 波倒置可永久存在，也可在数月至数年内逐渐恢复。

（二）超声心动图检查

二维和 M 型超声心动图有助于了解心室壁的运动和左心室功能，诊断室壁瘤和乳头肌功能失调等。

（三）放射性核检查

放射性核检查可显示心肌梗死的部位与范围，观察左心室壁的运动和左心室射血分数，有助于判定心室的功能、诊断梗死后造成的室壁运动失调和心室壁瘤。

五、治疗

尽早使心肌血液再灌注（到达医院后 30 分钟内开始溶栓或 90 分钟内行介入治疗），以挽救濒死的心肌，防止梗死面积扩大和缩小心肌缺血范围，保护和维持心脏功能，及时处理严重心律失常、泵衰竭和各种并发症，防止猝死，注重二级预防。

（一）一般治疗

1.休息

患者未行再灌注治疗前，应绝对卧床休息，保持环境安静，防止不良刺激，解除焦虑。

2.给氧

常规给氧。

3.监测

急性期患者应常规安置于心脏重症监护病房,进行心电、血压、呼吸监测3～5天,除颤仪处于随时备用状态。

4.建立静脉通道

建立静脉通道,保持给药途径畅通。

(二)药物治疗

1.吗啡或哌替啶

吗啡2～4 mg或哌替啶50～100 mg肌内注射解除疼痛,必要时5～10分钟后重复使用。使用注意低血压和呼吸功能抑制。

2.硝酸酯类药物

硝酸酯类药物可通过扩张冠状动脉增加冠状动脉血流以增加静脉容量。但下壁心肌梗死、可疑右室心肌梗死或明显低血压(收缩压低于90 mmHg)的患者,不适合使用。

3.阿司匹林

无禁忌证者立即口服水溶性阿司匹林或嚼服肠溶性阿司匹林。一般首次剂量达到150～300 mg,每天1次,3天后,剂量为75～150 mg每天1次长期维持。

(三)再灌注心肌治疗

1.经皮冠状动脉介入治疗

有条件的医院对具备适应证的患者应尽快实施经皮冠状动脉介入治疗,可获得更好的治疗效果。

2.溶栓疗法

无条件实行介入治疗或延误再灌注时机者,无禁忌证时应立即(接诊后30分钟之内)行溶栓治疗。患者发病3小时内,心肌梗死溶栓治疗血流完全灌注率高,获益最大。年龄≥75岁者选择溶栓治疗应慎重,并酌情减少溶栓药物剂量。

六、护理评估

(一)一般评估

1.本次发病特点与目前病情

评估患者此次发病有无明显的诱因,胸痛发作的特征,尤其是起病的时间、疼痛剧烈程度、是否进行性加重,有无恶心、呕吐、乏力、头晕、呼吸困难等伴随症状,是否有心律失常、休克、心力衰竭的表现。

2.患病及治疗经过

评估患者有无心绞痛发作史,患病的起始时间,患病后的诊治过程,是否遵医嘱治疗,目前用药及有关的检查等。

3.危险因素评估

危险因素评估包括患者的年龄、性别、职业;有无家族史;了解患者有无肥胖、血脂异常、高血压、糖尿病等危险因素;有无摄入高脂饮食、吸烟等不良生活习惯,是否有充足的睡眠,有无锻炼身体的习惯;排便情况;了解工作与生活压力情况及性格特征等。

(二)身体评估

1.一般状态

观察患者的精神意识状态,尤其注意有无面色苍白、表情痛苦、大汗或神志模糊、反应迟钝甚至晕厥等表现。

2.生命体征

观察患者的体温、脉搏、呼吸、血压有无异常及其程度。

3.心脏听诊

注意患者心率、心律、心音的变化,有无奔马律、心脏杂音及肺部啰音等。

(三)心理-社会评估

急性心肌梗死时患者胸痛程度异常剧烈,可有濒死感,或因行紧急溶栓、介入治疗,由此产生恐惧心理。由于心肌梗死使患者活动耐力和自理能力下降,生活上需要照顾;如患者入住心血管内科监护室,面对一系列检查和治疗,加上对预后的担心、对工作和生活的影响等,易产生焦虑。

(四)辅助检查结果的评估

1.心电图检查

是否有心肌梗死的特征性、动态性变化,对心肌梗死者应加做右胸导联,判断有无右心室梗死。连续心电监测有无心律失常等。

2.血液检查

定时抽血检测血清心肌标志物;评估血常规检查有无白细胞计数增高及血清电解质、血糖、血脂等异常。

(五)常用药物治疗效果的评估

1.硝酸酯类

遵医嘱给予舌下含化,动态评估患者胸疼是否缓解,注意血压及心电图的变化。

2.β受体阻滞剂

评估患者是否知晓本药不可以随意停药或漏服,否则可引起心绞痛加剧或心肌梗死。交代患者饭前服,以保证药物疗效及患者安全用药。用药过程中的心率、血压、心电图检测,是否有诱发心力衰竭的可能性。

3.血管紧张素转换酶抑制剂

本药常会导致刺激性干咳,具有适量降低血压、防止心室重构、预防心力衰竭的作用。患者服药后注意是否出现肾小球滤过率降低引起尿少;评估其有效性。出现干咳时,应评估引起干咳的原因,可能由以下因素引起。

(1)是血管紧张素转换酶抑制剂本身引起。

(2)肺内感染引起,本原因引起的干咳往往伴有气促。

(3)心力衰竭时也可引起干咳。

七、护理问题

(一)疼痛

胸痛与心肌缺血坏死有关。

(二)活动无耐力

活动无耐力与氧的供需失调有关。

(三)有便秘的危险

有便秘的危险与进食少、活动少、不习惯床上大小便有关。

(四)潜在并发症

心力衰竭、猝死。

八、护理措施

(一)休息指导

发病12小时内应绝对卧床休息,保持环境安静,限制探视,并告知患者和家属休息可以降低心肌耗氧量和交感神经兴奋性,有利于缓解疼痛,以取得合作。

(二)饮食指导

起病后4~12小时内给予流质饮食,以减轻胃扩张。随后过渡到低脂、低胆固醇清淡饮食,提倡少食多餐。

(三)给氧

鼻导管给氧,氧流量2~5 L/min,以增加心肌氧的供应,减轻缺血和疼痛。

(四)心理护理

疼痛发作时应有专人陪伴,允许患者表达内心感受,给予心理支持,鼓励患者树立战胜疾病的信心。告知患者住进重症监护室后病情的任何变化都在医护人员的严密监护下,并能得到及时的治疗,以缓解患者的恐惧心理。简明扼要地解释疾病过程与治疗配合,说明不良情绪会增加心肌耗氧量而不利于病情的控制。医护人员应紧张有序的工作,避免忙乱给患者带来的不安全感。监护仪器的报警声应尽量调低,以免影响患者休息,增加患者心理负担。

(五)止痛治疗的护理

遵医嘱给予吗啡或哌替啶止痛,注意有无呼吸抑制等不良反应。给予硝酸酯类药物时应随时检测血压的变化,维持收缩压在 100 mmHg 及以上。

(六)溶栓治疗的护理

(1)询问患者是否有溶栓禁忌证。

(2)协助医师做好溶栓前血常规、出凝血时间和血型等检查。

(3)迅速建立静脉通路,遵医嘱正确给予溶栓药物,注意观察患者有无不良反应:①变态反应,表现为寒战、发热、皮疹等;②低血压;③出血,包括皮肤黏膜出血、血尿、便血、咯血、颅内出血等,一旦出现应紧急处理。

(4)溶栓疗效观察,可根据下列指标间接判断溶栓是否成功:①胸痛 2 小时内基本消失;②心电图 ST 段于 2 小时内回降>50%;③2 小时内出现再灌注性心律失常;④肌钙蛋白 I 或肌钙蛋白 T 峰值提前至发病后 12 小时内,血清肌酸激酶同工酶峰值提前出线(14 小时以内)。上述 4 项中②和④最重要。也可根据冠状动脉造影直接判断溶栓是否成功。

(七)健康教育

除参见"心绞痛的健康教育"外,还应注意以下几点。

1.疾病知识指导

指导患者积极进行二级预防,防止再次梗死和其他心血管事件。急性心肌梗死恢复后的患者应调节饮食,可减少复发,即进行低饱和脂肪和低胆固醇饮食,要求饱和脂肪占总热量的 7%以下,胆固醇<200 mg/d。戒烟是心肌梗死后的二级预防中的重要措施,研究表明,急性心肌梗死后的患者继续吸烟,再梗死和死亡的危险增高 22%～47%,每次随诊都必须了解并登记患者吸烟情况,积极劝导患者戒烟,并实施戒烟计划。

2.心理指导

心肌梗死后患者焦虑情绪多来自对今后工作及生活质量的担心,应予以充分理解并指导患者保持乐观、平和的心情,正确对待自己的病情。告诉家属对患者要积极配合与支持,为其创造一个良好的身心修养环境,生活中避免对其施加压力,当患者出现紧张、焦虑或烦躁等不良情绪时,应给予理解和疏导,必要时争取患者工作单位领导和同事的支持。

3.康复指导

加强运动康复锻炼,与患者一起制订个体化运动处方,指导患者出院后的运动康复训练。个人卫生、家务劳动、娱乐活动等也对患者有益。无并发症的患者,心肌梗死后6~8周可恢复性生活,性生活以不出现心率、呼吸增快持续20~30分钟、胸痛、心悸持续时间不超过15分钟为度。经过2~4个月的体力活动锻炼后,酌情恢复患者部分或轻体力工作。但对重体力劳动、驾驶员、高空作业及其他精神紧张或工作量过大的工种,应予以更换。

4.用药指导与病情监测

心肌梗死后患者因用药多、时间久、药品贵等原因,往往用药依从性低。需要采取形式多样的健康教育途径,应强调药物治疗的必要性,指导患者按医嘱服药,列举不遵医行为导致严重后果的病例,让患者认识到遵医用药的重要性,告知药物的用法、作用和不良反应,并教会患者定时测脉搏、血压,发护嘱卡或个人用药手册,定期电话随访,使患者"知、信、行"统一,提高用药依从性。若胸痛发作频繁、程度较重、时间较长,服用硝酸酯制剂疗效较差时,提示急性心血管事件,应及时就医。

5.照顾者指导

心肌梗死是心脏性猝死的高危因素,应教会家属心肺复苏的基本技术以备急用。

6.及时就诊的指标

(1)胸口剧痛。

(2)剧痛放射至头、手臂、下颌。

(3)出现出汗、恶心、甚至气促。

(4)自测脉搏<60次/分,应该暂停服药,来院就诊。

第三节 心力衰竭

心力衰竭是由于心脏泵血功能减弱,不能搏出同静脉回流及身体组织代谢所需相称的血液供应所致。往往由各种疾病引起心肌收缩能力减弱,从而使心脏的血液输出量减少,不足以满足机体的需要,并由此产生一系列症状和体征。

心力衰竭的发病率正逐年上升,一方面是心血管事件后幸存者增多,一方面是由于老年人口的增加。

按照心力衰竭发展的速度可分为急性和慢性两种,以慢性居多。急性者以左心衰竭较常见,主要表现为急性肺水肿。按照心力衰竭发生的部位可分为左心衰竭、右心衰竭和全心衰竭。左心衰竭的特征是肺循环淤血;右心衰竭以体循环淤血为主要表现。

一、病理生理

心力衰竭时的病理生理改变十分复杂,当基础心脏病损及心功能时,机体首先发生多种代偿机制。这些机制可使心功能在一定的时间内维持在相对正常的水平,但这些代偿机制也均有负性的效应。各种不同机制相互作用会衍生出更多反应,当心肌不能维持充分的心排血量来满足外周循环的需求时,将导致心力衰竭的发生。

二、病因与诱因

(一)基本病因

1.前负荷过重

心室舒张回流的血量过多,如主动脉瓣或二尖瓣关闭不全、室间隔缺损、动脉导管未闭等均可使左心室舒张期负荷过重,导致左心衰竭;先天性房间隔缺损可使右心室舒张期负荷过重,导致右心衰竭。贫血、甲状腺功能亢进等高心排血量疾病,由于回心血量增多,加重左心室、右心室的舒张期负荷,而导致全心衰竭。

2.后负荷过重

高血压、主动脉瓣狭窄或左心室流出道梗阻,使左心室收缩期负荷加重,可导致左心衰竭。肺动脉高压,右心室流出道梗阻,使右心室收缩期负荷加重,可导致右心衰竭。

3.心肌收缩力的减弱

由于冠状动脉粥样硬化所引起的心肌缺血或坏死、各种原因的心肌炎(病毒性、免疫性、中毒性、细菌性)、原因不明的心肌病、严重的贫血性心脏病及甲状腺功能亢进性心脏病等,心肌收缩力均可有明显减弱,导致心力衰竭。

4.心室收缩不协调

冠心病心肌局部严重缺血会导致心肌收缩无力或收缩不协调,如室壁瘤。

5.心室顺应性减低

心室肥厚、肥厚性心肌病,心室的顺应性明显减低时,可影响心室的舒张而影响心脏功能。

(二)心力衰竭的诱因

(1)感染:病毒性上感和肺部感染是诱发心力衰竭的常见诱因,感染除可直接损害心肌外,发热使心率增快也可加重心脏的负荷。

(2)过重的体力劳动或情绪激动。

(3)心律失常:尤其是快速性心律失常,如阵发性心动过速、心房颤动等,均可使心脏负荷增加,心排血量减低,而导致心力衰竭。

(4)妊娠分娩:妊娠期孕妇血容量增加,分娩时由于子宫收缩,回心血量明显增多,加上分娩时的用力,均可加重心脏负荷。

(5)输液(或输血过快或过量):液体或钠的输入量过多,血容量突然增加,心脏负荷过重而诱发心力衰竭。

(6)严重贫血或大出血:使心肌缺血缺氧,心率增快,心脏负荷加重。

三、临床表现

(一)左心衰竭

左心衰竭主要表现为肺循环淤血的症状。疲倦乏力、呼吸困难是左心衰竭患者最早和最常见的症状。呼吸困难可分为劳力性呼吸困难和阵发性呼吸困难,其中阵发性呼吸困难是左心衰竭的典型表现,患者多于熟睡之中发作,严重者有窒息感,常被迫坐起,咳嗽频繁,出现严重的呼吸困难。

(二)右心衰竭

右心衰竭主要表现为体循环淤血的症状。上腹部胀满是右心衰竭较早的症状。患者表现为下肢凹陷性水肿,下肢水肿多于傍晚出现或加重,休息一夜后可减轻或消失,重症者可波及全身。患者也可有颈静脉怒张、食欲缺乏、恶心呕吐、尿少、夜尿、饮水与排尿分离现象等表现。

四、辅助检查

(一)实验室检查

血常规、尿常规、生化、肝肾功能和甲状腺功能检查(以了解其病因和诱因及潜在的护理问题)。

(二)心电图检查

心电图示心房和(或)心室肥大、ST-T波改变、各种心律失常等异常表现。

(三)X 线检查

左心衰竭可见心影增大,心脏搏动减弱,肺门阴影增大,肺淤血征等。右心衰竭可见心影增大,上腔静脉增宽,右心房、右心室增大,可伴有双侧或单侧胸腔积液。X 线检查可显示出心影的大小及外形,根据心脏扩大的程度和动态变化可间接反映心脏的功能。也可以诊断有无肺淤血。

(四)超声心动图检查

超声心动图检查能比 X 线检查提供更准确的各心腔大小的变化及心瓣膜结构及功能情况,还可以用于估计心脏的收缩和舒张功能。

五、治疗

心力衰竭的治疗应遵循强心、利尿、扩血管的治疗原则。

(一)应用洋地黄类药物

洋地黄类药物可增强心肌收缩力,改善心力衰竭症状。治疗常用的有地高辛每天口服 0.25 mg;或应用毛花苷 C 药物,每次 0.2～0.4 mg 稀释后静脉缓慢注射。

(二)应用利尿剂

利尿剂可增加心力衰竭患者的尿钠排出,减轻体内液体潴留,降低静脉压,减轻前负荷,减轻水肿。

利尿剂常用的有呋塞米 20～40 mg 静脉注射,或口服呋塞米 20 mg,每天 1～2 次,或口服氢氯噻嗪 25 mg,隔一天 1 次,或螺内酯口服 20 mg,每天 3 次。

(三)血管扩张药应用

血管扩张药可用来增加静脉血管容量,提高射血分数,减缓心室功能减退的进程,减小心脏体积。常用的药物有硝普钠、硝基甘油或酚妥拉明静脉注射。

(四)其他对症治疗

吸氧,适当应用抗生素控制感染。

六、护理评估

(一)一般评估

1.生命体征

心力衰竭时患者体温可正常或偏高;心率加快或有心律不齐;呼吸频率常达每分钟 30～40 次;血压测定可发现患者有一过性的高血压,病情如不缓解,血压可持续下降直至休克。

2.患者主诉

有无疲倦、乏力、咳嗽与心慌气短等症状。

3.相关记录

体重、体位、饮食、皮肤、出入量等记录结果。

(二)身体评估

1.视诊

面部颜色(贫血)、口唇有无发绀、颈静脉充盈情况[有无颈静脉怒张(右心衰竭的主要体征)]。

2.触诊

(1)测量腹围:观察有无腹水征象;观察平卧时背部有无水肿出现(心源性水肿的特点是水肿首先出现在身体下垂部位)。

(2)有无肝大(结合 B 超结果综合考虑)。

(3)下肢无凹陷性水肿情况:从踝内侧开始检查,逐渐向上,根据每天下肢水肿的部位记录情况与患者尿量情况做动态的综合分析,判断水肿是否减轻,心力衰竭治疗是否有效。

3.叩诊

心界有无扩大(结合 X 线结果综合考虑)。

4.听诊

两肺满布湿啰音和哮鸣音;心尖部第一心音减弱,频率快,同时有舒张早期第三心音而构成奔马律;肺动脉瓣第二心音亢进(结合病例综合考虑)。

(三)心理-社会评估

患者在疾病治疗过程中的心理反应与需求,家庭及社会支持情况,引导患者正确配合疾病的治疗与护理。

(四)辅助检查阳性结果

1.心电图检查

心率(律)是否有改变;心电图 ST 段是否有洋地黄作用样改变;反应左心室、右心室肥厚的电压是否有改变。

2.电解质

心力衰竭可引起电解质紊乱常发生于心力衰竭治疗过程中,尤其是多见于多次或长期应用利尿剂后,其中低血钾和失盐性低钠综合征最为多见,所以需要结合出入量与生化检查结果综合做动态的分析。

(五)心功能分级评估

根据患者的情况综合分析,做出心功能的分级。心功能的分级判断采用美国纽约心脏病学会心功能分级标准,具体如下。

(1)Ⅰ级:患者患有心脏病但活动量不受限制,平时一般活动不引起疲乏、心悸、呼吸困难或心绞痛。

(2)Ⅱ级:心脏病患者的体力活动受到轻度的限制,休息时无自觉症状,但平时一般活动下可出现疲乏、心悸、呼吸困难或心绞痛。

(3)Ⅲ级:心脏病患者体力活动明显限制,小于平时一般活动即引起上述的症状。

(4)Ⅳ级:心脏病患者不能从事任何体力活动。休息状态下也出现心力衰竭的症状,体力活动后加重。

(六)心力衰竭治疗常用药效果的评估

1.应用洋地黄类药评估要点

(1)用药剂量/天、用药的方法(静脉注射、口服)的评估与记录。

(2)心率、心律的评估:有无心律失常(心率的快慢、强弱;节律是否规整)。

(3)有无洋地黄类药物中毒的表现。①患者主诉:有无食欲缺乏、恶心、呕吐、腹泻、腹痛。②有无心律的变化:心律突然转变是诊断洋地黄中毒的重要依据。如心率突然显著减慢或加速,由规则转为有特殊规律的不规则,或由不规则转为规则,均应引起重视。应用洋地黄药物过程中出现室上性心动过速伴房室传导阻滞是洋地黄中毒的特征性表现。③有无神经系统表现:有无头痛、失眠、忧郁、眩晕,甚至神志错乱。④有无视觉改变:患者有无出现黄视或绿视以及复视。

2.应用利尿剂评估要点

(1)准确记录患者出入量(尤其是每24小时的尿量):大量利尿可引起血容量过度降低,心排血量下降,血尿素氮增高。患者皮肤弹性减低,出现直立性低血压和少尿。

(2)血生化检查的结果:长期使用噻嗪类利尿剂有可能导致水、电解质紊乱,产生低钠、低氯和低钾血症。

3.应用血管扩张药的评估要点

(1)患者自觉症状:有无面部潮红及头痛症状。

(2)有无低血压:应用血管扩张剂治疗过程中,患者常常出现一过性的低血压,同时伴有恶心、呕吐、出汗、心悸等症状,所以要严密观察患者血压的变化。

(3)有无心动过速:因药物扩张血管后引起反射性交感神经兴奋所致。

七、护理问题

(一)气体交换受阻

气体交换受阻与左心衰竭致肺淤血有关。

(二)体液过多

体液过多与右心衰竭致体循环淤血、水钠潴留、低蛋白血症有关。

(三)活动无耐力

活动无耐力与心排血量减少有关。

(四)潜在并发症

洋地黄中毒、电解质紊乱、低血压。

八、护理措施

(一)适当休息

休息是减轻心脏负担的重要方法,可使机体耗氧明显减少,使肾供血增加,有利于水肿的减退。除午睡外,下午宜增加数小时卧床休息。急性期和重症心力衰竭的患者应卧床休息,待心功能好转后下床做轻微的活动,如果出现脉搏>110次/分,或比休息时加快20次/分,有心慌、气急、心绞痛发作或异搏感时,应停止活动并休息。

(二)合理饮食

饮食在心功能不全患者的康复中非常重要,应给予低钠、低热量、清淡易消化、足量维生素的饮食,还应少食多餐,因饱餐可诱发或加重心力衰竭。

(三)用药护理

应严格按医嘱用药,并注意观察常用药的毒副作用,发现问题及时处理,控制输液速度等。

(四)心理护理

多关心体贴患者,使患者保持良好的情绪,因为过分紧张往往更易诱发急性心力衰竭。

(五)皮肤护理

慢性心力衰竭患者常被迫采取右侧卧位,加之身体部位水肿,所以应加强右侧骨隆突处皮肤的护理,可为患者定时翻身、按摩、防止皮肤擦伤,预防褥疮。

(六)健康教育

1.饮食指导

宜低盐(通常饮食中含盐量<2.5 g/d)、清淡饮食,多吃含钾丰富的食物(橙子、香蕉、西红柿、菠菜等)。

2.用药原则

按时、正确服用相关药物,让患者了解常用药物不良反应及自我观察要点。

3.预防感染的措施

注意保暖,防止受凉,尤其是要避免呼吸道感染。

4.适当活动计划

制订个体化的活动计划,注意休息,避免过度劳累。

5.自我观察

教会患者出院后的某些重要指标的自我监测,如血压、心率、体重(同一时间称体重,穿同样的衣服)、尿量、下肢水肿的监测并正确记录。

6.就诊的指标

告诉患者如果出现下列任何一种情况,请速到医院就诊。

(1)劳累后、特别是平卧时感到呼吸困难。

(2)夜间睡眠中突然憋醒。

(3)频繁的咳嗽。

(4)面部、腹部、脚部肿胀。

(5)体重在短期内明显增加(2天内增加1.4 kg或一周增加1.4～2.3 kg)。

(6)或有其他相关不舒服的症状。

第四节　心 律 失 常

心律失常是指心脏冲动频率、节律、起源部位、传导速度或激动次序的异常。按其发生原理可分为冲动形成异常和冲动传导异常两大类。按照心律失常发生时心率的快慢,可分为快速性与缓慢性心律失常两大类。

心律失常可发生在没有明确心脏病或其他原因的患者。心律失常的后果取决于其对血流动力学的影响,可从心律失常对心、脑、肾灌注的影响来判断。轻者可无症状，一般表现为心悸，但也可出现心绞痛、气短、晕厥等症状。心律失常持续时间不一，有时仅持续数秒、数分，有时可持续数天以上，如慢性心房颤动。

一、病理生理

正常生理状态下，促成心脏搏动的冲动起源于窦房结，并以一定的顺序传导于心房与心室，使心脏在一定频率范围内发生有规律的搏动。如果心脏内冲动的形成异常和(或)传导异常，使整个心脏或其中一部分的活动变为过快、过慢或不规则，或者各部分活动的程序发生紊乱，即形成心律失常。心律失常有多种不同的发生机制，如折返、自律性改变、触发活动和平行收缩等。然而，由于条件限制，目前能直接在人体内进行心脏研究的仅限于折返机制，临床检查尚不能判断大多数心律失常的电生理机制。产生心律失常的电生理机制主要包括冲动发生异常、冲动传导异常以及触发活动。

二、病因

(一)器质性心脏病

心律失常可见于各种器质性心脏病，其中以冠心病、心肌病、心肌炎和风湿性心脏病为多见，尤其在发生心力衰竭或急性心肌梗死时。

(二)非心源性疾病

几乎其他系统疾病均可引发心律失常，常见的有内分泌失调、麻醉、低温、胸腔或心脏手术、中枢神经系统疾病及自主神经功能失调等。

(三)酸碱失衡和电解质紊乱

各种酸碱代谢紊乱、钾代谢紊乱可使传导系统或心肌细胞的兴奋性、传导性异常而引起心律失常。

(四)理化因素和中毒

电击可直接引起心律失常甚至死亡，中暑、低温也可导致心律失常。某些药物可引起心律失常，其机制各不相同，洋地黄、奎尼丁、氨茶碱等直接作用于心肌，洋地黄、夹竹桃、蟾蜍等通过兴奋迷走神经，拟肾上腺素药、三环类抗抑郁药等通过兴奋交感神经，可溶性钡盐、棉酚、排钾性利尿剂等可引起低钾血症，窒息性毒物则可通过引起缺氧诱发心律失常。

(五)其他

发生在健康者的心律失常也不少见，部分病因不明。

三、临床表现

心律失常的诊断大多数要靠心电图检查,但相当一部分患者可根据病史和体征作出初步诊断。详细询问患者发作时的心率快慢,节律是否规整,发作起止与持续时间,发作时是否伴有低血压、昏厥、心绞痛或心力衰竭等表现,及既往发作的诱因、频率和治疗经过,有助于心律失常的诊断,同时要对患者全身情况、既往治疗情况等进行全面的了解。

四、辅助检查

(一)心电图检查

心电图检查是诊断心律失常最重要的一项无创性检查技术。应记录 12 导联心电图,并记录清楚显示 P 波导联的心电图长条以备分析,通常选择 V_1 导联或 II 导联。必要时采用动态心电图,连续记录患者 24 小时的心电图。

(二)运动试验

患者在运动时出现心悸可做运动试验协助诊断。运动试验诊断心律失常的敏感性不如动态心电图。

(三)食管心电图检查

解剖上左心房后壁毗邻食管,因此,插入食管电极导管并置于心房水平时,能记录到清晰的心房电位,并能进行心房快速起搏或程序电刺激。

(四)心腔内电生理检查

心腔内电生理检查是将几根多电极导管经静脉和(或)动脉插入,放置在心腔内的不同部位,辅以 8～12 通道以上的多导生理仪,同步记录各部位电活动,包括右心房、右心室、希氏束、冠状静脉窦(反映左心房、左心室电活动)。其适应证包括:①窦房结功能测定。②房室与室内传导阻滞。③心动过速。④不明原因晕厥。

五、治疗

(一)窦性心律失常

(1)若患者无心动过缓有关的症状,不必治疗,仅定期随诊观察。对于有症状的病窦综合征患者,应接受起搏器治疗。

(2)心动过缓-心动过速综合征患者发作心动过速时,单独应用抗心律失常药物治疗可能会加重心动过缓。应用起搏治疗后,患者仍有心动过速发作,可同时应用抗心律失常药物。

(二)房性心律失常

1.房性期前收缩

房性期前收缩无须治疗。当有明显症状或因房性期前收缩触发室上性心动过速时,应给予治疗。治疗药物包括普罗帕酮、莫雷西嗪或β受体拮抗剂。

2.房性心动过速

(1)积极寻找病因,针对病因治疗。

(2)抗凝治疗。

(3)控制心室率。

(4)转复窦性心律。

3.心房扑动

(1)药物治疗:减慢心室率的药物包括β受体拮抗剂、钙通道阻滞剂(维拉帕米、地尔硫䓬)或洋地黄制剂(地高辛、毛花苷C)。转复心房扑动的药物包括ⅠA(如奎尼丁)或ⅠC(如普罗帕酮)类抗心律失常药,如心房扑动患者合并冠心病、充血性心力衰竭等时,不用ⅠA或ⅠC类药物,应选用胺碘酮。

(2)非药物治疗:直流电复律是终止心房扑动最有效的方法。其次食管调搏也是转复心房扑动的有效方法。射频消融可根治心房扑动。

(3)抗凝治疗:持续性心房扑动的患者发生血栓栓塞的风险明显增高,应给予抗凝治疗。

4.心房颤动

应积极寻找心房颤动的原发疾病和诱因,进行相应处理。治疗包括:①抗凝治疗;②转复并维持窦性心律;③控制心室率。

(三)房室交界区性心律失常

1.房室交界区性期前收缩

房室交界区性期前收缩通常无须治疗。

2.房室交界区性逸搏与心律

房室交界区性逸搏与心律一般无须治疗,必要时可进行起搏治疗。

3.非阵发性房室交界区性心动过速

非阵发性房室交界区性心动过速主要针对病因治疗。洋地黄中毒引起者可停用洋地黄,可给予钾盐、利多卡因或β受体拮抗剂治疗。

4.与房室交界区相关的折返性心动过速

急性发作期应根据患者的基础心脏状况,既往发作的情况以及对心动过速的耐受程度作出适当处理。主要药物治疗如下。

(1)腺苷与钙通道阻滞剂:为首选。起效迅速,不良反应为胸部压迫感、呼吸困难、面部潮红、窦性心动过缓、房室传导阻滞等。

(2)洋地黄与β受体拮抗剂:静脉注射洋地黄可终止发作。对伴有心功能不全的患者仍作为首选。β受体拮抗剂也能有效终止心动过速,选用短效β受体拮抗剂较合适如艾司洛尔。

(3)普罗帕酮 1～2 mg/kg,静脉注射。

(4)其他:食管心房调搏术、直流电复率等。

预防复发:是否需要给予患者长期药物预防,取决于发作的频繁程度以及发作的严重性。药物的选择可依据临床经验或心内电生理试验结果。

5.预激综合征

对于无心动过速发作或偶有发作但症状轻微的预激综合征患者的治疗,目前仍存有争议。如心动过速发作频繁伴有明显症状,应给予治疗。治疗方法包括药物和导管消融。

(四)室性心律失常

1.室性期前收缩

首先应对患者室性期前收缩的类型、症状及其原有心脏病变做全面的了解;然后,根据不同的临床状况决定是否给予治疗,采取何种方法治疗以及确定治疗的终点。

2.室性心动过速

室性心动过速治疗一般遵循的原则是:有器质性心脏病或有明确诱因者应首先给以针对性治疗;无器质性心脏病患者发生非持续性短暂室性心动过速,如无症状或无血流动力学影响,处理的原则与室性期前收缩相同;持续性室性发作,无论有无器质性心脏病,应给予治疗。

3.心室扑动与颤动

快速识别心搏骤停、高声呼救、进行心肺复苏,包括胸外按压、开放气道、人工呼吸、除颤、气管插管、吸氧、药物治疗等。

(五)心脏传导阻滞

1.房室传导阻滞

应针对患者不同病因进行治疗。一度与二度Ⅰ型房室阻滞心室率不太慢者,无须特殊治疗。二度Ⅱ型与三度房室阻滞如心室率显著缓慢,且伴有明显症状或血流动力学障碍者,应给予起搏治疗。

2.室内传导阻滞

慢性单侧束支阻滞的患者如无症状,无须接受治疗。双分支与不完全性三分支阻滞的患者有可能进展为完全性房室传导阻滞,但是否一定发生以及何时发生均难以预料,不必常规进行预防性起搏器治疗。急性前壁心肌梗死发生双分支、三分支阻滞,或慢性双分支、三分支阻滞,且伴有晕厥或阿-斯综合征发作者,则应及早考虑心脏起搏器治疗。

六、护理评估

(一)一般评估

心律失常患者的生命体征,发作间歇期无异常表现。发作期则出现心悸、气短、不敢活动,心电图显示心率过快、过慢、不规则或暂时消失而形成窦性停搏。

(二)身体评估

发作时体格检查应着重于判断心律失常的性质及心律失常对血流动力学状态的影响。听诊心音了解心室率的快、慢和规则与否,结合颈静脉搏动所反映的心房活动情况,有助于作出心律失常的初步鉴别诊断。缓慢(<60 次/分)而规则的心率为窦性心动过缓,快速(>100 次/分)而规则的心率常为窦性心动过速。窦性心动过速较少超过 160 次/分,心房扑动伴 2:1 房室传导时心室率常固定在 150 次/分左右。不规则的心律中以期前收缩为最常见,快而不规则者以心房颤动或心房扑动、房速伴不规则房室传导阻滞为多。心律规则而第一心音强弱不等(大炮音),尤其是伴颈静脉搏动间断不规则增强(大炮波),提示房室分离,多见于完全性房室传导阻滞或室速。

(三)心理-社会评估

心律失常患者常有焦虑、恐惧等负性情绪,护理人员应做好以下几点:①帮助患者认识到自己的情绪反应,承认自己的感觉,指导患者使用放松术。②安慰患者,告诉患者较轻的心律失常通常不会威胁生命。有条件时安排单人房间,避免与其他焦虑患者接触。③经常巡视病房,了解患者的需要,帮助其解决问题,如主动给患者介绍环境,耐心解答有关疾病的问题等。

(四)辅助检查结果的评估

1.心电图检查

心律失常发作时的心电图记录是确诊心律失常的重要依据。应记录 12 导联心电图,包括较长的 Ⅱ 或 V_1 导联记录。注意 P 波和 QRS 波形态、P-P 间期、P-R间期与 R-R 间期,判断基本心律是窦性还是异位。通过逐个分析提早或延迟心脏搏动的性质和来源,最后判断心律失常的性质。

2.动态心电图检查

动态心电图检查对心律失常的检出率明显高于常规心电图,尤其是对易引起猝死的恶性心律失常的检出尤为有意义。对心律失常的诊断优于普通心电图。

3.食管心电图检查

食管心电图检查是判定食管心房调搏最佳起搏点的可靠依据,更能在心律失常的诊断检查与鉴别诊断方面起到特殊而独到的作用。食管心电图检查与心内电生理检查具有高度的一致性,有助于不典型的预激综合征患者确立诊断。

4.心腔内电生理检查

心腔内电生理检查为有创性电生理检查,除能确诊缓慢性和快速性心律失常的性质外,还能在心律失常发作间隙应用程序电刺激方法判断窦房结和房室传导系统功能,诱发室上性和室性快速性心律失常,确定心律失常起源部位,评价药物与非药物治疗效果,以及为手术、起搏或消融治疗提供必要的信息。

(五)常用药物治疗效果的评估

(1)治疗缓慢性心律失常一般选用增强心肌自律性和(或)加速传导的药物,如拟交感神经药、迷走神经抑制药或碱化剂。护理评估:①服药后心悸、乏力、头晕、胸闷等临床症状有无改善。②有无不良反应发生。

(2)治疗快速性心律失常选用减慢传导和延长不应期的药物,如迷走神经兴奋剂、拟交感神经药间接兴奋迷走神经或抗心律失常药物。护理评估:①用药后的疗效,有无严重不良反应发生。②药物疗效不佳时,考虑电转复或射频消融术治疗,并做好术前准备。

(3)临床上抗心律失常药物繁多,药物的分类主要基于其对心肌的电生理学作用。治疗缓慢性心律失常的药物主要提高心脏起搏和传导功能,如肾上腺素类药物(肾上腺素、异丙肾上腺素),拟交感神经药如阿托品、山莨菪碱,β受体兴奋剂如多巴胺类、沙丁胺醇等。

(4)及时就诊的指标:①心动过速发作频繁伴有明显症状如低血压、休克、心绞痛、心力衰竭或晕厥等。②出现洋地黄中毒症状。

七、护理问题

(一)活动无耐力

活动无耐力与心律失常导致心悸或心排血量减少有关。

(二)焦虑

焦虑与心律失常反复发作,对治疗缺乏信心有关。

(三)有受伤的危险

有受伤的危险与心律失常引起的头晕、晕厥有关。

(四)潜在并发症

心力衰竭、脑栓塞、猝死。

八、护理措施

(一)体位与休息

当心律失常发作导致胸闷、心悸、头晕等不适时采取高枕卧位、半卧位或其他舒适体位,尽量避免左侧卧位,以防左侧卧位时感觉到心脏搏动而加重不适。有头晕、晕厥发作或曾有跌倒病史者应卧床休息。保证患者充分的休息与睡眠,必要时遵医嘱给予镇静剂。

(二)给氧

患者伴有呼吸困难、发绀等缺氧表现时,给予 2～4 L/min 氧气吸入。

(三)饮食

饮食要控制膳食总热量,以维持正常体重为度,40 岁以上者尤其应预防发胖。一般以体质指数(body mass index,BMI)20～24 为正常体重。或以腰围为标准,一般以女性≥80 cm,男性≥85 cm 为超标。超重或肥胖者应减少每天进食的总热量,以低脂、低胆固醇膳食为主,并限制酒及糖类食物的摄入。严禁暴饮暴食,以免诱发心绞痛或心肌梗死。合并高血压或心力衰竭者,应同时限制钠盐摄入。避免患者摄入刺激性食物如咖啡、浓茶等,保持大便通畅。

(四)病情观察

严密进行心电监测,出现异常心律变化,如 3～5 次/分的室性期前收缩或阵发性室性心动过速,窦性停搏、二度Ⅱ型或三度房室传导阻滞等,立即通知医师。应将急救药物备好,一旦病情发作,需争分夺秒地迅速给药。观察患者有无心悸、胸闷、胸痛、头晕、晕厥等表现。检测电解质变化,尤其是血钾。

(五)用药指导

接受各种抗心律失常药物治疗的患者,应在心电监测下用药,以便掌握心律的变化情况和观察药物疗效。密切观察用药反应,严密观察穿刺局部情况,谨防药物外渗。皮下注射给予抗凝溶栓及抗血小板药时,注意更换注射部位,避免按摩,应持续按压 2～3 分钟。严格按医嘱给药,避免食用影响药物疗效的食物。用药前、中、后注意心率、心律、P-R 间期、Q-T 间期等的变化,以判断疗效和有无不良反应。

(六)除颤的护理

持续性室性心动过速患者,应用药物效果不明显时,护士应密切配合医师将除颤器电源接好,检查仪器性能是否完好,备好电极板,以便及时顺利除颤。对于缓慢型心律失常患者,应用药物治疗后仍不能增加心率,且病情有所发展或反复发作阿-斯综合征时,应随时做好安装人工心脏起搏器的准备。

(七)心理护理

向患者说明心律失常的治疗原则,介绍介入治疗如心导管射频消融术或心脏起搏器安置术的目的及方法,以消除患者的紧张心理,使患者主动配合治疗。

(八)健康教育

1.疾病知识指导

向患者及家属讲解心律失常的病因、诱因及防治知识。

2.生活指导

指导患者劳逸结合,生活规律,保证充足的休息与睡眠。无器质性心脏病者应积极参加体育锻炼。保持情绪稳定,避免精神紧张、激动。改变不良饮食习惯,戒烟、酒,避免浓茶、咖啡、可乐等刺激性食物。保持大便通畅,避免排便用力而加重心律失常。

3.用药指导

嘱患者严格按医嘱按时按量服药,说明所用药物的名称、剂量、用法、作用及不良反应,不可随意增减药物的剂量或种类。

4.制订活动计划

评估患者心律失常的类型及临床表现,与患者及家属共同制订活动计划。对无器质性心脏病的良性心律失常患者,鼓励其正常工作和生活,保持心情舒畅,避免过度劳累。窦性停搏、第二度Ⅱ型或第三度房室传导阻滞、持续性室速等严重心律失常患者或快速心室率引起血压下降者,应卧床休息,以减少心肌耗氧量。卧床期间加强生活护理。

5.自我监测指导

教会患者及家属测量脉搏的方法,心律失常发作时的应对措施及心肺复苏术,以便于自我检测病情和自救。对安置心脏起搏器的患者,讲解自我监测与家庭护理方法。

6.及时就诊的指标

(1)当出现头晕、气促、胸闷、胸痛等不适症状。

(2)复查心电图发现异常时。

第五节 高 血 压

高血压是一种常见病、多发病，是心、脑血管病的重要病因和危险因素。根据病因常分为原发性高血压和继续发性高血压，95％以上的高血压患者属于原发性高血压，通常将原发性高血压简称为高血压。原发性高血压是以血压升高为主要临床表现，伴或不伴有多种心血管危险因素的综合征。

高血压的标准是根据临床及流行病学资料界定的，目前我国高血压定义为收缩压≥140 mmHg(1 mmHg＝0.133 kPa)和(或)舒张压≥90 mmHg，根据血压升高水平，又进一步将高血压分为1～3级。

高血压在世界各国都是常见病，其患病率与工业化程度、地区和种族有关。根据我国4次大规模高血压患病率的人群抽样调查结果显示，我国人群50年以来高血压患病率明显上升。2002年我国18岁以上成年人高血压患病率为18.8％，按我国人口的数量和结构估算，目前我国约有2亿高血压患者，即每10个成年人中就有2个患高血压，约占全球高血压总人数的1/5。然而，我国高血压的总体情况是患病率高，知晓率、治疗率和控制率较低，其流行病学有两个显著特点，即从南方到北方高血压患病率递增，不同民族之间高血压患病率存在一些差异。

一、病理生理

高血压的发病机制目前尚未形成统一认识，但其血流动力学特征主要是总外周血管阻力相对或绝对增高，从这一点考虑，高血压的发病机制主要存在于5个环节，即交感神经系统活性亢进、肾性水钠潴留、肾素-血管紧张素-醛固酮系统激活、细胞膜离子转运异常以及胰岛素抵抗。相关病理改变主要集中在对心、脑、肾、视网膜的变化。

(一)心
左心室肥厚和扩张。

(二)脑
脑血管缺血与变性、粥样硬化，形成微动脉瘤或闭塞性病变，从而引发脑出血、脑血栓、腔隙性脑梗死。

(三)肾
肾小球纤维化、萎缩，肾动脉硬化，引起肾实质缺血和肾单位不断减少，导致肾衰竭。

(四)视网膜

视网膜小动脉痉挛、硬化,甚至可能引起视网膜渗血和出血。

二、病因

高血压的病因为多因素,主要包括遗传和环境因素两个方面,两者互为结果。

(一)遗传因素

高血压具有明显的家庭聚集性,基因对血压的控制是肯定的,这些与高血压产生有关的基因被称为原发性高血压相关基因。在遗传表型上,不仅血压升高发生率体现遗传性,在血压高度、并发症发生以及其他相关因素方面,如肥胖等也具有遗传性。

(二)环境因素

1.饮食

血压水平和高血压的患病率与钠盐平均摄入量显著相关,摄盐越多,血压水平和患病率越高。摄盐过多导致血压升高主要见于对盐敏感的人群。另外,膳食中充足的钾、钙、镁和优质蛋白可防止血压升高,素食为主者血压常低于肉食者。长期饮咖啡、大量饮酒、饮食中缺钙、饱和脂肪酸过多、不饱和脂肪酸与饱和脂肪酸比值降低等均可引起血压升高。

2.精神心理

社会因素包括职业、经济、劳动种类、文化程度、人际关系等,对血压的影响主要是通过精神和心理因素起作用。因此脑力劳动者高血压发病率高于体力劳动者,从事精神紧张度高的职业和长期生活在噪音环境者高血压发病率也较高。

(三)其他因素

肥胖者的高血压患病率是体重正常者的2～3倍,超重是血压升高的重要独立危险因素。一般采用BMI来衡量肥胖程度,腰围反映向心性肥胖程度,血压与BMI呈显著正相关,腹型肥胖者容易发生高血压。服用避孕药的妇女血压升高发生率及程度与服用药物时间长短有关,但这种高血压一般较轻,且停药后可逆转。睡眠呼吸暂停低通气综合征的患者中50%有高血压,且血压的高度与睡眠呼吸暂停低通气综合征的病程有关。

三、临床表现

患者大多数起病缓慢、渐进,缺乏特殊的临床表现。血压随着季节、昼夜、情绪等因素有较大波动。

(一)一般表现

1.症状

头痛是最常见的症状,较常见的还有头晕、头胀、耳鸣眼花、疲劳、注意力不集中、失眠等。这些症状在紧张或劳累后加重,典型的高血压头痛在血压下降后即可消失。

2.体征

高血压的体征较少,血压升高时可闻及主动脉瓣区第二心音亢进及收缩期杂音。皮肤黏膜、四肢血压、周围血管搏动、血管杂音检查有助于继续性高血压的病因判断。

(二)高血压急症和亚急症

高血压急症是指高血压患者在某些诱因作用下,血压急剧升高(一般超过180/120 mmHg),同时伴有进行性心、脑、肾等重要靶器官功能不全的表现。高血压急症的患者如不能及时降低血压,预后很差,常死于肾衰竭、脑卒中或心力衰竭。高血压亚急症是指血压显著升高但不伴靶器官损害,患者常有血压升高引起的症状。

四、辅助检查

(一)常规检查

尿常规、血糖、血脂、肾功能、血清电解质、心电图和 X 线胸片等检查,有助于发现相关危险因素和靶器官损害。必要时行超声心动图检查、眼底检查等。

(二)特殊检查

为进一步了解患者血压节律和靶器官损害情况,可有选择地进行一些特殊检查。如 24 小时动态血压监测,踝/臂血压比值,心率变化,颈动脉内膜中层厚度,动脉弹性功能测定,血浆肾素活性等。

五、治疗

(一)治疗目标

高血压是一种以动脉血压持续升高为特征的进行性"心血管综合征",常伴有其他危险因素、靶器官损害或临床疾病,需要进行综合干预。常常采用药物治疗与非药物治疗,以及防治各种心血管病危险因素等治疗手段相结合。因此,高血压的治疗目标是尽可能地降低心血管事件的发生率和病死率。

(二)非药物治疗

1.合理膳食

低盐饮食,限制钠盐摄入;限制酒精摄入量。

2.控制体重

BMI 如超过 24 则需要限制热量摄入和增加体力活动。

3.适宜运动

增加有氧运动。

4.其他

定期测量血压,规范治疗,改善治疗依从性,尽可能实现降压达标,坚持长期平稳有效地控制血压。保持健康心态,减少精神压力,戒烟等。

治疗时根据年龄、病程、血压水平、心血管病危险因素、靶器官损害程度、血流动力学状态以及并发症等来选择合适药物。

(三)药物治疗

降压药物的选择一般应从一线药物、单一药物开始,疗效不佳时,才联合用药。若非血压较高,或高血压急症,降压时用药以小剂量开始,逐渐加量,使血压逐渐下降,老年患者更需如此。

1.利尿剂

利尿剂通过利钠排水、降低细胞外高血容量、减轻外周血管阻力发挥降压作用。作用较平稳、缓慢,持续时间相对较长,作用持久,服药 2～3 周后作用达高峰,能增强其他降压的疗效,适用于轻、中度高血压。有噻嗪类、袢利尿剂和保钾利尿剂 3 类,以噻嗪类使用最多。

2.β 受体阻滞剂

β 受体阻滞剂通过抑制过度激活的交感神经活性、抑制心肌收缩力、减轻心率发挥降压作用。降压作用较迅速、强力,适用于不同严重程度的高血压,尤其是心率较快的中、青年患者或合并心绞痛的患者,对老年高血压疗效相对较差。二、三度心脏传导阻滞和哮喘患者禁用,慢性阻塞性肺疾病、运动员、周围血管病或糖耐量异常者慎用。有选择性(β_1)、非选择性(β_1 和 β_2)和兼有 α 受体阻滞 3 类,常用的有美托洛尔、阿替洛尔、比索洛尔、普萘洛尔等。

3.钙通道阻滞剂

钙通道阻滞剂通过阻断血管平滑肌细胞上的钙离子通道,扩张血管降低血压。降压效果起效迅速,降压幅度相对较强,剂量和疗效呈正相关,除心力衰竭患者外较少有治疗禁忌证。钙通道阻滞剂分为二氢吡啶类和非三氢吡啶类,前者以硝苯地平为代表,后者有维拉帕米和地尔硫草。

4.血管紧张素转换酶抑制剂

血管紧张素转换酶抑制剂通过抑制血管紧张素转换酶阻断肾素血管紧张素系统,从而达到降压作用。降压作用起效缓慢,逐渐增强,在 3～4 周时达最大作用,限制摄入或联合使用利尿剂可使起效迅速和作用增强。常用的有卡托普利、依那普利、贝那普利等。

5.血管紧张素Ⅱ受体阻滞剂

血管紧张素Ⅱ受体阻滞剂通过阻断血管紧张素Ⅱ受体发挥降压作用。降压作用起效缓慢,但持久而平稳,一般在 6～8 周达到最大作用,持续时间达 24 小时以上。常用的药物有氯沙坦、缬沙坦、厄贝沙坦、替米沙坦等。

6.α受体阻滞剂

α受体阻滞剂不作为一般高血压的首选药,适用于高血压伴前列腺增生患者,也用于难治性高血压的治疗。如哌唑嗪。

六、护理评估

(一)一般评估

1.生命体征

体温、脉搏、呼吸可正常,但血压测量值升高。必要时可测量立、卧位血压和四肢血压,监测 24 小时血压以判断血压节律变化情况。高血压诊断的主要依据是患者在静息状态下,坐位时上臂肱动脉部位血压的测量值。但必须是在未服用降压药的情况下,非同一天 3 次测量血压,若收缩压≥140 mmHg 和(或)舒张压≥90 mmHg 则诊断为高血压。患者既往有高血压史,目前正在使用降压药,血压虽然低于 140/90 mmHg,也应诊断为高血压。

2.病史和病程

询问患者有无高血压、糖尿病、血脂异常、冠心病、脑卒中或肾脏病的家庭史;患高血压的时间,血压最高水平,是否接受过降压治疗及其疗效与不良反应;有无合并其他相关疾病;是否服用引起血压升高的药物,如口服避孕药、甘珀酸、麻黄碱滴鼻药、可卡因、类固醇等。

3.生活方式

膳食脂肪、盐、酒摄入量,吸烟支数,体力活动量以及体重变化等情况。

4.患者的主诉

约1/5患者无症状,常见的主诉有头痛、头晕、疲劳、心悸、耳鸣等症状,疲劳、激动或紧张、失眠时可加剧,休息后多可缓解。也可出现视力模糊、鼻出血等较重症状,患者主诉症状严重程度与血压水平有一定关联。有脏器受累的患者还会有胸闷、气短、心绞痛、多尿等主诉。

5.相关记录

身高、体重、腰围、臀围、饮食(摄盐量和饮酒量)、活动量、血压等记录结果。评估超重和肥胖最简便和常用的指标是 BMI 和腰围。BMI 反映全身肥胖程度,腰围反映中心型肥胖的程度。BMI 的计算公式为:BMI＝体重(kg)/身高(m²),成年人正常 BMI 为 18.5～23.9 kg/m²,超重者 BMI 为 24～27.9 kg/m²,肥胖者 BMI≥28 kg/m²。成年人正常腰围＜90/84 cm(男/女),如腰围≥90/85 cm(男/女),提示需要控制体重。

(二)身体评估

1.头颈部

部分患者有甲亢突眼征,颈部可听诊到血管杂音提示颈部血管狭窄、不完全性阻塞或代偿性血流量增多、加快。

2.胸背部

结合 X 线结果综合考虑心界有无扩大,心脏听诊可在主动脉瓣区闻及第二心音亢进、收缩期杂音或收缩早期喀喇音。

3.腹部和腰背部

背部两侧肋脊角、上腹部脐两侧、腰部肋脊处有血管杂音,提示存在血管狭窄。肾动脉狭窄的血管杂音常向腹两侧传导,大多具有舒张期成分。

4.四肢和其他

观察患者有无神经纤维瘤性皮肤斑,患者有 Cushing 综合征时可有向心性肥胖、紫纹与多毛的现象,下肢可见凹陷性水肿,应观察四肢动脉搏动情况。

(三)心理-社会评估

评估患者家庭情况、工作环境、文化程度及有无精神创伤史;患者在疾病治疗过程中的心理反应与需求,家庭及社会支持情况,引导患者正确配合疾病的治疗与护理。

(四)辅助检查结果评估

1.常规检查

有无血液生化(钾、空腹血糖、总胆固醇、三酰甘油、高密度脂蛋白胆固醇、低密度脂蛋白胆固醇和尿酸、肌酐)、全血细胞计数、血红蛋白和血细胞比容、尿蛋白、尿糖的异常;心电图检查有无异常;24 小时动脉血压监测检查 24 小时血压情况及其节律变化。

2.推荐检查

超声心动图和颈动脉超声检查、餐后血糖检查、尿蛋白定量检查、眼底检查、胸部 X 线检查、脉搏波传导速度以及踝臂血压指数检查等可帮助判断是否存在脏器受累。

3.选择检查项目

对怀疑继续性高血压患者可根据需要选择进行相应的脑功能、心功能和肾功能检查。

(五)血压水平分类和心血管风险分层评估

1.按血压水平分类

据血压升高水平,可将血压分为正常血压、正常高值、高血压(分为 1 级、2 级和 3 级)和单纯收缩期高血压(表 2-1)。

表 2-1　血压水平分类和定义

类别	收缩压(mmHg)		舒张压
正常血压	<120	和	<80
正常高值	120~139	和(或)	80~89
高血压	≥140	和(或)	≥90
1 级高血压(轻度)	140~159	和(或)	90~99
2 级高血压(中度)	160~179	和(或)	100~109
3 级高血压(重度)	≥180	和(或)	≥110
单纯收缩期高血压	≥140	和	<90

2.心血管风险分层评估

虽然高血压及血压水平是影响心血管事件发生和预后的独立危险因素,但是并非唯一决定因素。大部分高血压患者还有血压升高以外的心血管危险因素。因此要准确确定降压治疗的时机和方案,实施危险因素的综合管理就应当对患者进行心血管风险的评估并分层(表 2-2)。

表 2-2　高血压患者心血管风险水平分层

其他危险因素和病史	血压水平		
	1 级高血压	2 级高血压	3 级高血压
无其他危险因素	低危	中危	高危
1~2 个其他危险因素	中危	中危	很高危
≥3 个其他危险因素,或靶器官损害或糖尿病	高危	高危	很高危
并存的临床情况	很高危	很高危	很高危

(六)常用药物疗效的评估

1.利尿剂

(1)准确记录患者出入量(尤其是 24 小时尿量):大量利尿可引起血容量过度降低,心排血量下降,血尿素氮增高,患者皮肤弹性减低,出现直立性低血压和少尿。

(2)血生化检查的结果:长期使用噻嗪类利尿剂有可能导致水、电解质紊乱,出现低钠、低氯和低钾血症。

2.β受体阻滞剂

(1)患者自觉症状:疲乏、肢体冷感、激动不安、胃肠不适等症状。

(2)心动过缓或传导阻滞:因药物可抑制心肌收缩力、减慢心率,引起心动过缓或传导阻滞。

(3)反跳现象:长期服用该药患者突然停药可发生反跳现象,即原有的症状加重或出现新的表现,较常见的有血压反跳性升高,伴头痛、焦虑等,称之为撤药综合征。

(4)液体潴留:可表现为体重增加、凹陷性水肿。

3.钙通道阻滞剂

(1)监测心率和心律的变化:二氢吡啶类钙通道阻滞剂可反射性激活交感神经,导致心率增加,发生心动过速。而非二氢吡啶类钙通道阻滞剂具有抑制心脏收缩功能和传导功能,有导致传导阻滞的不良反应。

(2)其他体征:可引起面部潮红、脚踝部水肿、牙龈增生等。

4.血管紧张素转换酶抑制剂

(1)患者自觉症状:持续性干咳、头晕、皮疹、味觉障碍及血管神经性水肿等情况。

(2)高血钾:长期应用该类药物可能导致血钾升高,应定期监测血钾和血肌酐的水平。

(3)肾功能的损害:定期监测肾功能。

5.血管紧张素Ⅱ受体拮抗剂

(1)患者自觉症状:有无腹泻等症状。

(2)高血钾:长期应用该类药物可能导致血钾升高,应定期监测血钾和血肌酐的水平。

(3)肾功能的损害:定期监测肾功能。

6.α受体阻滞剂

直立性低血压:服用该类药物的患者可出现直立性晕厥现象,测量坐、立位血压是否差异过大。

七、护理问题

(一)疼痛

头痛与血压升高有关。

(二)有受伤的危险

有受伤的危险与头晕、视力模糊、意识改变或发生直立性低血压有关。

(三)营养失调

高于机体需要量与摄入过多,缺少运动有关。

(四)焦虑

焦虑与血压控制不满意、已发生并发症有关。

(五)知识缺乏

缺乏疾病预防、保健知识和高血压用药知识。

(六)潜在并发症

1.高血压急症

高血压急症与血压突然/显著升高并伴有靶器官损害有关。

2.电解质紊乱

电解质紊乱与长期应用降压药有关。

八、护理措施

(一)控制体重

超重和肥胖是导致血压升高的重要原因之一,而以腹部脂肪堆积为典型特征的中心性肥胖还会进一步增加高血压等心血管与代谢性疾病的风险,适当控制体重,减少脂肪含量,可显著降低血压。最有效的减重措施是控制能量摄入和增加运动。减重的速度因人而异,通常以每周减重0.5~1.0 kg为宜。

(二)合理饮食

合理饮食是控制体重的重要手段。高血压患者饮食需遵循平衡膳食的原则,控制高热量食物的摄入,如高脂肪食物、含糖饮料和酒类等;适当控制碳水化合物的摄入;减少钠盐的摄入。

钠盐可显著升高血压,增加高血压发病的风险,而钾盐可对抗钠盐升高血压的作用。世界卫生组织推荐每天钠盐摄入量应少于5 g。高血压患者应尽可能减少钠盐的摄入,增加食物中钾盐的含量。烹调高血压患者的食物应尽可能减少使用盐、味精和酱油等调味品,可使用定量的盐勺;少食或不食含钠盐高的各类加工食品,如咸菜、火腿和各类炒货等;增加蔬菜、水果的摄入量;肾功能良好者可使用含钾的烹调用盐。

(三)制订康复运动计划

合理的运动计划不但能控制体重,降低血压,还能改善糖代谢。在运动方面应采用有规律的、中等强度的有氧运动。建议每天体力活动 30 分钟左右,每周至少进行 3 次有氧锻炼,如步行、慢跑、骑车、游泳、跳舞和非比赛性划船等。运动强度指标为运动时最大心率达到(170一年龄),运动的强度、时间和频度以不出现不适反应为度。

典型的运动计划包括 3 个阶段:5～10 分钟的轻度热身活动;20～30 分钟的耐力活动或有氧运动;放松运动 5 分钟,逐渐减少用力,使心脑血管系统的反应和身体产热功能逐渐稳定下来。运动的形式和运动量均应根据个人的兴趣和身体状况而定。

(四)监测血压的变化

血压测量是评估血压水平、诊断高血压和观察降压疗效的主要手段。在临床工作中主要采用诊室血压和动态血压测量,而家庭血压测量因为可以测量长期血压变异,避免白大衣效应等作用越来越受到大家的重视。

1.诊室血压监测

诊室血压监测是指由医护人员在诊室按统一规范进行测量,是目前评估血压水平和临床诊断高血压并进行分级的标准方法和主要依据。具体方法和要求如下:①选择符合计量标准的水银柱血压计,或经过验证的电子血压计。②使用大小合适的气囊袖带。③测压前患者至少安静休息 5 分钟,30 分钟内禁止吸烟,饮咖啡、茶,并排空膀胱。④测量时最好裸露上臂,上臂与心脏处于同一水平。怀疑有外周血管病者可测量四肢血压,老年人、糖尿病患者及有直立性低血压情况的患者应加测立、卧位血压。⑤袖带下缘在肘弯上 2.5 cm,听诊器听件置于肱动脉搏动处。⑥使用水银柱血压计时,应快速充气,当桡动脉搏动消失后将气囊压力再升高 30 mmHg,以 2～6 mmHg/s 的速度缓慢放气,获得舒张压后快速放气至零。⑦应间隔 1～2 分钟重复测量,取 2 次读数的平均值记录。如果 2 次读数相差5 mmHg以上,应再次测量,取 3 次读数的平均值。

2.动态血压监测

动态血压监测通过自动的血压测量仪器完成,测量次数较多,无测量者误差,可避免白大衣效应,并可监测夜间睡眠期间的血压。因此,可评估血压短时变异和昼夜节律。

3.家庭血压监测

家庭血压监测又称自测血压或家庭自测血压,是由患者本人或家庭成员协助完成测量,可避免白大衣效应。家庭血压监测还可用于评估数天、数周甚至数月、数年血压的长期变异或降压治疗效应,而且有助于增强患者的参与意识,改善治疗依从性,但不适用于精神高度焦虑的患者。

(五)降压目标的确立

帮助患者确立降压目标。在患者能耐受的情况下,逐步降压达标。一般高血压患者血压控制目标值至少<140/90 mmHg;如合并稳定性冠心病、糖尿病或慢性肾病的患者宜确立个体化降压目标,一般可将血压降至 130/80 mmHg以下,脑卒中后高血压患者一般血压目标值<140 mmHg;老年高血压患者降压目标为收缩压<150 mmHg;对舒张压低于 60 mmHg 的冠心病患者,应在密切监测血压的前提下逐渐实现收缩压达标。

(六)用药护理

需要使用降压药物的患者包括高血压 2 级或以上患者;高血压合并糖尿病,或已有心、脑、肾靶器官损害和并发症患者;凡血压持续升高,改善生活行为后血压仍未获得有效控制者。从心血管危险分层的角度,高危和极高危患者必须使用降压药物强化治疗。

应严格按医嘱用药,并注意观察常用药的毒副作用,发现问题及时处理,控制输液速度等。

(七)高血压急症的护理

1.避免诱因

安抚患者,避免情绪激动,保持轻松、稳定心态,必要时使用镇静剂。指导其按医嘱服用降压药,不可擅自减量或停服,以免血压急剧升高。另外,避免过度劳累和寒冷刺激。

2.病情监测

监测血压变化,一旦发现有高血压急症的表现,如血压急剧升高、剧烈头痛、呕吐、大汗、视力模糊、面色及神志改变、肢体运动障碍等,应立即通知医师。

3.高血压急症的护理

绝对卧床,抬高床头,避免一切不良刺激和不必要活动,协助生活护理。保持呼吸道通畅,吸氧。进行心电、血压和呼吸监测,建立静脉通道并遵医嘱用药,用药过程中监测血压变化,避免血压骤降。应用硝普钠、硝酸甘油时采用静脉泵入方式,密切观察药物不良反应。

(八)心理护理

长期、过度的心理应激会显著增加心血管风险。应向患者阐述不良情绪可诱发血压升高,帮助患者预防和缓解精神压力以及纠正和治疗病态心理,必要时可寻求专业心理辅导或治疗。

(九)健康教育

1.疾病知识指导

让患者了解自身病情,包括血压水平、危险因素及合并疾病等。告知患者高血压的风险和有效治疗的益处。对患者及家属进行高血压相关知识指导,提高护患配合度。

2.饮食指导

宜清淡饮食,控制能量摄入。营养均衡,减少脂肪摄入,少吃或不吃肥肉和动物内脏。控制钠盐的摄入,增加钾盐的摄入,学会正确烹调食物的要领,并选用定量盐勺。

3.戒烟限酒

吸烟是心血管病的主要危险因素之一,可导致血管内皮损害,显著增加高血压患者发生动脉粥样硬化性疾病的风险。应强烈建议并督促高血压患者戒烟,并指导患者寻求药物辅助戒烟。长期大量饮酒可导致血压升高,限制饮酒量可显著降低高血压的发病风险。所有高血压患者均应控制饮酒量,每天饮酒量如白酒、葡萄酒、啤酒的量分别应少于 50 mL、100 mL 和 300 mL。

4.适当运动计划

学会制订适当的运动计划,并能自我监测最大运动心率,控制运动强度,按运动计划的 3 个阶段实施运动。

5.用药原则

按时、正确服用相关药物,让患者了解常用药物不良反应及自我观察要点。

6.家庭血压监测

教会患者出院后进行血压的自我监测,提倡进行家庭血压监测,每次就诊携带监测记录。家庭血压监测适用于一般高血压患者的血压监测,白大衣高血压识别,难治性高血压的鉴别,评价长期血压变异,辅助降压疗效评价,以及预测心血管风险及评估预后等。

对患者进行家庭血压监测的相关知识和技能培训:①使用经过验证的上臂

式全自动或半自动电子血压计。②测量方案:每天早晚各测 1 次,每次 2～3 遍,取平均值;血压控制平稳者可每周只测 1 天,初诊高血压或血压不稳定的高血压患者,建立连续测血压 7 天,取后 6 天血压平均值作为参考值。③详细记录每次测量血压的日期、时间及所有血压读数,尽可能向医师提供完整的血压记录。

7.及时就诊的指标

(1)血压过高或过低。

(2)出现弥漫性严重头痛、呕吐、意识障碍、精神错乱,甚至昏迷、局灶性或全身性抽搐。

(3)高血压急症和亚急症。

(4)出现脑血管病、心力衰竭、肾衰竭的表现。

(5)突发剧烈而持续且不能耐受的胸痛,两侧肢体血压及脉搏明显不对称,严重怀疑主动脉夹层动脉瘤。

(6)随访时间:依据心血管风险分层,低危或仅服 1 种药物治疗者每 1～3 个月随诊 1 次;新发现的高危或较复杂病例、高危者至少每 2 周随诊 1 次;血压达标且稳定者每个月随诊 1 次。

第三章

呼吸内科护理

第一节　急性上呼吸道感染

急性上呼吸道感染简称上感,为外鼻孔至环状软骨下缘包括鼻腔、咽或喉部急性炎症的概称。主要病原体是病毒,少数是细菌,免疫功能低下者易感。通常病情较轻、病程短、可自愈,预后良好。但由于发病率高,不仅影响工作和生活,有时还可伴有严重并发症,并具有一定的传染性,应积极防治。

该病多发于冬春季节,多为散发,且可在气候突变时小规模流行。主要通过患者打喷嚏和含有病毒的飞沫经空气传播,或经污染的手和用具接触传播。可引起上感的病原体大多为自然界中广泛存在的多种类型病毒,同时健康人群亦可携带,且人体对其感染后产生的免疫力较弱且短暂,病毒间也无交叉免疫,故可反复发病。

一、病理生理

组织学上可无明显病理改变,亦可出现上皮细胞的破坏。可有炎症因子参与发病,使上呼吸道黏膜血管充血和分泌物增多,伴单核细胞浸润,浆液性及黏液性分泌物渗出。继发细菌感染者可有中性粒细胞浸润及脓性分泌物。

二、病因

(一)基本病因

上感有 70%～80% 由病毒引起,包括鼻病毒、冠状病毒、腺病毒、流感和副流感病毒以及呼吸道合胞病毒、埃可病毒和柯萨奇病毒等。另有 20%～30% 的上感为细菌引起,可单纯发生或继发于病毒感染之后,以口腔定植菌溶血性链球菌为多见,其次为流感嗜血杆菌、肺炎链球菌和葡萄球菌等,偶见革兰氏阴性杆菌。

(二)常见诱因

淋雨、受凉、气候突变、过度劳累等可降低呼吸道局部防御功能,致使原存的病毒或细菌迅速繁殖,或者直接接触含有病原体的患者喷嚏、空气以及污染的手和用具诱发本病。老幼体弱,免疫功能低下或有慢性呼吸道疾病如鼻窦炎、扁桃体炎者更易发病。

三、临床表现

(一)普通感冒

普通感冒俗称"伤风",又称急性鼻炎或上呼吸道卡他,为病毒感染引起。起病较急,患者主要表现为鼻部症状,如打喷嚏、鼻塞、流清水样鼻涕,也可表现为咳嗽、咽干、咽痒或烧灼感甚至鼻后滴漏感。咽干、咳嗽和鼻后滴漏与病毒诱发的炎症介质导致的上呼吸道传入神经高敏状态有关。2~3天后鼻涕变稠,可伴咽痛、头痛、流泪、味觉迟钝、呼吸不畅、声嘶等,有时由于咽鼓管发炎可致听力减退。严重者有发热、轻度畏寒和头痛等表现。体检可见鼻腔黏膜充血、水肿、有分泌物,咽部可为轻度充血。一般经5~7天痊愈,伴并发症者可致病程迁延。

(二)急性病毒性咽炎和喉炎

急性病毒性咽炎和喉炎由鼻病毒、腺病毒、流感病毒、副流感病毒、肠病毒以及呼吸道合胞病毒等引起。临床表现为咽痒和灼热感,咽痛不明显。咳嗽少见。急性喉炎多为流感病毒、副流感病毒及腺病毒等引起,患者临床表现为明显声嘶、讲话困难,可有发热、咽痛或咳嗽,咳嗽时咽喉疼痛加重。体检可见喉部充血、水肿,局部淋巴结轻度肿大和触痛,有时可闻及喉部的喘息声。

(三)急性疱疹性咽峡炎

急性疱疹性咽峡炎多由柯萨奇病毒A引起,患者表现为明显咽痛、发热,病程约为一周。查体可见咽部充血,软腭、腭垂、咽及扁桃体表面有灰白色疱疹及浅表溃疡,周围伴红晕。该病多发于夏季,多见于儿童,偶见于成人。

(四)急性咽结膜炎

急性咽结膜炎主要由腺病毒、柯萨奇病毒等引起。患者表现为发热、咽痛、畏光、流泪、咽及结膜明显充血。病程4~6天,多发于夏季,由游泳传播,儿童多见。

(五)急性咽扁桃体炎

急性咽扁桃体炎病原体多为溶血性链球菌,其次为流感嗜血杆菌、肺炎链球菌、葡萄球菌等。该病起病急,咽痛明显、伴发热、畏寒,体温可达 39 ℃以上。查体可发现咽部明显充血,扁桃体肿大、充血,表面有黄色脓性分泌物。有时伴有颌下淋巴结肿大、压痛,而肺部查体无异常体征。

四、辅助检查

(一)血液学检查

因本病多为病毒性感染,白细胞计数常正常或偏低,伴淋巴细胞比例升高。细菌感染者可有白细胞计数与中性粒细胞增多和核左移现象。

(二)病原学检查

因病毒类型繁多,且明确类型对治疗无明显帮助,一般无须明确病原学检查。需要时可用免疫荧光法、酶联免疫吸附法、血清学诊断或病毒分离鉴定等方法确定病毒的类型。细菌培养可判断细菌类型并做药物敏感试验以指导临床用药。

五、主要治疗原则

由于目前尚无特效抗病毒药物,故治疗以对症处理为主,同时戒烟、注意休息、多饮水、保持室内空气流通和防治继发细菌感染。对有急性咳嗽、鼻后滴漏和咽干的患者应给予伪麻黄碱治疗以减轻鼻部充血,亦可局部滴鼻应用。必要时适当加用解热镇痛类药物。

六、药物治疗

(一)抗菌药物治疗

目前已明确普通感冒无须使用抗菌药物。除非有白细胞计数升高、咽部脓苔、咯黄痰和流鼻涕等细菌感染证据,可根据当地流行病学史和经验用药,可选口服青霉素、第一代头孢菌素、大环内酯类或喹诺酮类。

(二)抗病毒药物治疗

由于目前有滥用造成流感病毒耐药现象,所以患者如无发热表现、免疫功能正常,发病超过 2 天一般无须应用抗病毒药物。对于免疫缺陷患者,可早期常规使用。利巴韦林和奥司他韦有较广的抗病毒谱,对流感病毒、副流感病毒和呼吸道合胞病毒等有较强的抑制作用,可缩短病程。

七、护理评估

(一)病因评估

主要评估患者健康史和发病史,是否有受凉感冒史。对流行性感冒者,应详细询问患者及家属的流行病史,以有效控制疾病进展。

(二)一般评估

1.生命体征

患者体温可正常或发热;有无呼吸频率加快或节律异常。

2.患者主诉

有无鼻塞、流涕、咽干、咽痒、咽痛、畏寒、发热、咳嗽、咳痰、声嘶、畏光、流泪、眼痛等症状。

3.相关记录

体温、痰液颜色、性状和量等记录结果。

(三)身体评估

1.视诊

咽喉部有无充血;鼻腔黏膜有无充血、水肿及分泌物情况;扁桃体有无充血、肿大(肿大扁桃体的分度),有无黄色脓性分泌物;眼结膜有无充血等情况。

2.触诊

有无颌下、耳后等头颈部部位浅表淋巴结肿大,肿大淋巴结有无触痛。

3.听诊

有无异常呼吸音;双肺有无干湿啰音。

(四)心理-社会评估

患者在疾病治疗过程中的心理反应与需求,家庭及社会支持情况,引导患者正确配合疾病的治疗与护理。

(五)辅助检查结果评估

1.血常规检查

有无白细胞计数降低或升高、有无淋巴细胞比值升高、有无中性粒细胞计数升高及核左移等。

2.胸部 X 线检查

有无肺纹理增粗、炎性浸润影等。

3.痰培养

有无细菌生长,药敏试验结果如何。

(六)治疗常用药效果的评估

对于呼吸道病毒感染,尚无特异的治疗药物。一般以对症处理为主,辅以中医治疗,并防治继发细菌感染。

八、护理问题

(一)舒适受损

鼻塞、流涕、咽痛、头痛与病毒、细菌感染有关。

(二)体温过高

体温过高与病毒、细菌感染有关。

九、护理措施

(一)病情观察

观察生命体征及主要症状,尤其是体温、咽痛、咳嗽等的变化。高热者联合使用物理降温与药物降温,并及时更换汗湿衣物。

(二)环境与休息

保持室内温度、相对湿度适宜和空气流通,症状轻者应适当休息,病情重者或年老者应以卧床休息为主。

(三)饮食

选择清淡、富含维生素、易消化的食物,并保证足够热量。发热者应适当增加饮水量。

(四)口腔护理

进食后漱口或按时给予口腔护理,防止口腔感染。

(五)防止交叉感染

注意隔离患者,减少探视,以避免交叉感染。指导患者咳嗽时应避免对着他人。患者使用过的餐具、痰盂等用品应按规定及时消毒。

(六)用药护理

遵医嘱用药且注意观察药物的不良反应。为减轻马来酸氯苯那敏或苯海拉明等抗过敏药的头晕、嗜睡等不良反应,宜指导患者在临睡前服用,并告知驾驶员和高空作业者应避免使用。

(七)健康教育

1.疾病预防指导

生活规律、劳逸结合、坚持规律且适当的体育运动,以增强体质,提高抗寒能力和机体的抵抗力。保持室内空气流通,避免受凉、过度疲劳等感染的诱因。在高发季节少去人群密集的公共场所。

2.疾病知识指导

指导患者采取适当的措施避免疾病传播,防止交叉感染。患病期间注意休息,多饮水并遵医嘱用药。

3.预防感染的措施

注意保暖,防止受凉,尤其是要避免呼吸道感染。

4.就诊的指标

告诉患者如果出现下列情况应及时到医院就诊。

(1)经药物治疗症状不缓解。

(2)出现耳鸣、耳痛、外耳道流脓等中耳炎症状。

(3)恢复期出现胸闷、心悸、眼睑水肿、腰酸或关节疼痛。

第二节 慢性阻塞性肺疾病

慢性阻塞性肺疾病(chronic obstructive pulmonary disease,COPD)是一组以气流受限为特征的肺部疾病,气流受限不完全可逆,呈进行性发展,是可以预防和治疗的疾病。COPD 主要累及肺部,但也可以引起肺外各器官的损害。

COPD 是呼吸系统疾病中的常见病和多发病,患病率和病死率均居高不下。近年来对我国 7 个地区的 20 245 名成年人进行调查,COPD 的患病率占 40 岁以上人群的 8.2%。因该病会造成患者的肺功能进行性减退,所以会严重影响患者的劳动力和生活质量。COPD 可造成巨大的社会和经济负担,根据世界银行/世界卫生组织发表的研究,至 2020 年 COPD 将成为世界疾病经济负担的第五位。

一、病理生理

慢性支气管炎并发肺气肿时,视其严重程度可引起一系列病理生理改变。早期病变局限于细小气道,仅闭合容积增大,反映肺组织弹性阻力及小气道阻力的动态肺顺应性降低。病变累及大气道时,肺通气功能障碍,最大通气量降低。随着病情的发展,肺组织弹性日益减退,肺泡持续扩大,回缩障碍,则残气量及残气量占肺总量的百分比增加。肺气肿加重导致大量肺泡周围的毛细血管受膨胀肺泡的挤压而退化,致使肺毛细血管大量减少,肺泡间的血流量减少,此时肺泡虽有通气,但肺泡壁无血液灌流,导致生理无效腔气量增大;也有部分肺区虽有血液灌流,但肺泡通气不良,不能参与气体交换。如此,肺泡及毛细血管大量丧失,弥散面积减少,产生通气与血流比例失调,导致换气功能发生障碍。通气和换气功能障碍可引起缺氧和二氧化碳潴留,发生不同程度的低氧血症和高碳酸血症,最终出现呼吸功能衰竭。

二、病因

确切的病因不清楚。但认为与肺部对香烟烟雾等有害气体或有害颗粒的异常炎症反应有关。这些反应存在个体易感因素和环境因素的互相作用。

(1)吸烟为重要的发病因素,吸烟者慢性支气管炎的患病率比不吸烟者高2～8倍,烟龄越长,吸烟量越大,COPD 患病率越高。

(2)职业粉尘和化学物质:接触职业粉尘及化学物质,如烟雾、变应原、工业废气及室内空气污染等,浓度过高或时间过长时,均可能产生与吸烟类似的COPD。

(3)空气污染:大气中的有害气体如二氧化硫、二氧化氮、氯气等可损伤气道黏膜上皮,使纤毛清除功能下降,黏液分泌增加,为细菌感染增加条件。

(4)感染因素与慢性支气管炎类似,感染亦是 COPD 发生发展的重要因素之一。

(5)蛋白酶-抗蛋白酶失衡。

(6)炎症机制。

(7)其他:自主神经功能失调、营养不良、气温变化等都有可能参与 COPD 的发生、发展。

三、临床表现

起病缓慢、病程较长。主要症状如下。

(一)慢性咳嗽

患者的咳嗽症状随病程发展可终身不愈。常晨间咳嗽明显,夜间有阵咳或排痰。

(二)咳痰

患者咳痰一般为白色黏液或浆液性泡沫性痰,偶可带血丝,清晨排痰较多。急性发作期痰量增多,可有脓性痰。

(三)气短或呼吸困难

气短或呼吸困难早期在劳力时出现,后逐渐加重,以致在日常活动甚至休息时也感到气短,是 COPD 的标志性症状。

(四)喘息和胸闷

部分患者特别是重度患者或急性加重时出现喘息和胸闷。

(五)其他

晚期患者有体重下降,食欲减退等表现。

(六)COPD严重程度分级

根据第一秒用力呼气量(forced expiratory volume in one second,FEV_1)与用力肺活量(forced vital capacity,FVC)的比值、FEV_1占预计值百分比(FEV_1%预计值)和临床表现,可对COPD的严重程度作出临床严重度分级。

(七)COPD病程分期

COPD的病程可以根据患者的症状和体征的变化分为2期。①急性加重期:是指在疾病发展过程中,短期内出现咳嗽、咳痰、气促、痰量增多和(或)喘息加重,呈脓性或黏液脓性痰,可伴发热等症状。②稳定期:指患者咳嗽、咳痰、气促等症状稳定或较轻。

(八)并发症

1.慢性呼吸衰竭

慢性呼吸衰竭常在COPD急性加重时发生,其症状明显加重,发生低氧血症和(或)高碳酸血症,可具有缺氧和二氧化碳潴留的临床表现。

2.自发性气胸

患者如有突然加重的呼吸困难,并伴有明显的发绀,患侧肺部叩诊为鼓音,听诊呼吸音减弱或消失,应考虑并发自发性气胸,通过X线检查可以确诊。

3.慢性肺源性心脏病

由于COPD肺病变引起肺血管床减少及缺氧致肺动脉痉挛、血管重塑,导致肺动脉高压、右心室肥厚扩大,最终发生右心功能不全。

四、辅助检验

(一)肺功能检查

肺功能检查是判断气流受限的主要客观指标,对COPD诊断、严重程度评价、疾病进展、预后及治疗反应等有重要意义。

(1)FEV_1/FVC是评价气流受限的一项敏感指标。

(2)FEV_1%预计值是评估COPD严重程度的良好指标,其变异性小,易于操作。

(3)吸入支气管舒张药后FEV_1/FVC<70%及FEV_1<80%预计值者,可确定为不能完全可逆的气流受限。

(二)胸部X线检查

COPD患者早期胸片可无变化,以后可出现肺纹理增粗、紊乱等非特异性改变,也可出现肺气肿改变。X线胸片改变对 COPD 诊断特异性不高,主要作为确定肺部并发症及与其他肺疾病鉴别之用。

(三)胸部 CT 检查

CT 检查不应作为 COPD 的常规检查。高分辨 CT 对有疑问病例的鉴别诊断有一定意义。

(四)血气分析

血气分析对确定发生低氧血症、高碳酸血症、酸碱平衡失调以及判断呼吸衰竭的类型有重要价值。

(五)其他

COPD 合并细菌感染时,外周血白细胞计数增高,核左移。痰培养可能查出病原菌;常见病原菌为肺炎链球菌、流感嗜血杆菌、卡他莫拉菌、肺炎克雷白杆菌等。

五、治疗原则

(一)缓解期治疗原则

减轻症状,阻止 COPD 病情发展,缓解或阻止肺功能下降,改善 COPD 患者的活动能力,提高其生活质量,降低病死率。

(二)急性加重期治疗原则

控制感染、抗炎、平喘、解痉,纠正呼吸衰竭与右心衰竭。

六、缓解期药物治疗

(一)支气管舒张药

支气管舒张药治疗包括短期按需应用以暂时缓解症状,及长期规则应用以减轻症状。

1.β_2 肾上腺素受体激动剂

β_2 肾上腺素受体激动剂主要有沙丁胺醇气雾剂,每次 $100\sim200$ μg($1\sim$2 喷),定量吸入,疗效持续 $4\sim5$ 小时,每 24 小时不超过 $8\sim12$ 喷。特布他林气雾剂亦有同样作用,可缓解症状。此外还有沙美特罗、福莫特罗等长效 β_2 肾上腺素受体激动剂,每天仅需吸入 2 次。

2.抗胆碱能药

抗胆碱能药是治疗 COPD 常用的药物,主要品种为异丙托溴铵气雾剂,定量吸入,起效较沙丁胺醇慢,疗效持续 $6\sim8$ 小时,每次 $40\sim80$ mg,每天 $3\sim4$ 次。长效抗胆碱药有噻托溴铵,选择性作用于 M_1、M_3 受体,每次吸入 18 μg,每天 1 次。

3.茶碱类

茶碱缓释或控释片 0.2 g,每 12 小时 1 次;氨茶碱 0.1 g,每天 3 次。

(二)祛痰药

对痰不易咳出者可应用祛痰药。常用药物有盐酸氨溴索,30 mg,每天 3 次,N-乙酰半胱氨酸 0.2 g,每天 3 次,或羧甲司坦 0.5 g,每天 3 次。稀化黏素 0.5 g,每天 3 次。

(三)糖皮质激素

对重度和极重度患者,反复加重的患者,长期吸入糖皮质激素与长效 β_2 肾上腺素受体激动剂联合制剂,可增加运动耐量、减少急性加重发作频率、提高生活质量,甚至有些患者的肺功能会得到改善。

(四)长期家庭氧疗

长期家庭氧疗对 COPD 并发慢性呼吸衰竭者可提高其生活质量和生存率,对患者的血流动力学、运动能力、肺生理和精神状态均会产生有益的影响。长期家庭氧疗指征:①动脉血氧分压($PaCO_2$)≤55 mmHg 或动脉血氧饱和度(SaO_2)≤88%,有或没有高碳酸血症。②$PaCO_2$ 55~60 mmHg,或 SaO_2<89%,并有肺动脉高压、心力衰竭水肿或红细胞增多症(血细胞比容>0.55)。一般用鼻导管吸氧,氧流量为 1.0~2.0 L/min,吸氧时间为 10~15 h/d。目的是使患者在静息状态下,达到 $PaCO_2$≥60 mmHg 和(或)使 SaO_2 升至 90%。

七、急性发作期药物治疗

(1)支气管舒张药物的应用同稳定期。有严重喘息症状者可给予较大剂量雾化吸入治疗,如应用沙丁胺醇 500 μg 或异丙托溴铵 500 μg,或沙丁胺醇 1 000 μg 加异丙托溴铵 250~500 μg,通过小型雾化器给患者吸入治疗以缓解症状。

(2)抗生素:应根据患者所在地的常见病原菌类型及药物敏感情况积极选用抗生素治疗。如给予 β 内酰胺类/β 内酰胺酶抑制剂;第二代头孢菌素、大环内酯类或喹诺酮类。如果能找到确切的病原菌,则根据药敏结果选用抗生素。

(3)糖皮质激素:对需住院治疗的急性加重期患者可考虑口服泼尼松龙30~40 mg/d,也可静脉给予甲泼尼龙 40~80 mg,每天 1 次,连续 5~7 天。

(4)祛痰剂溴己新 8~16 mg,每天 3 次;盐酸氨溴索 30 mg,每天 3 次酌情选用。

(5)低流量吸氧。

八、护理评估

(一)一般评估

(1)生命体征:急性加重期时合并感染的患者可有体温升高的症状,呼吸频率常达每分钟 30～40 次。

(2)患者主诉:有无慢性咳嗽、咳痰、气短、喘息和胸闷等症状。

(3)相关记录:体温、呼吸、心率、皮肤、饮食、出入量、体重等记录结果。

(二)身体评估

(1)视诊:胸廓前后径增大,肋间隙增宽,剑突下胸骨下角增宽,称为桶状胸。部分患者呼吸变浅,频率增快,严重者可有缩唇呼吸等症状。

(2)触诊:双侧语颤减弱。

(3)叩诊:肺部过清音,心浊音界缩小,肺下界和肝浊音界下降。

(4)听诊:两肺呼吸音减弱,呼气延长,部分患者可闻及湿啰音和(或)干啰音。

(三)心理-社会评估

患者在疾病治疗过程中的心理反应与需求,家庭及社会支持情况,引导患者正确配合疾病的治疗与护理。

(四)辅助检查结果评估

(1)肺功能检查:吸入支气管舒张药后 $FEV_1/FVC < 70\%$ 及 $FEV_1 < 80\%$ 预计值者,可确定为不能完全可逆的气流受限。

(2)血气分析对确定发生低氧血症、高碳酸血症、酸碱平衡失调以及判断呼吸衰竭的类型有重要价值。

(3)痰培养可能查出病原菌。

(五)COPD 严重程度分组评估

COPD 的临床严重程度分级见表 3-1。

表 3-1　COPD 的临床严重程度分级

分级	临床特征
Ⅰ级(轻度)	· $FEV_1/FVC < 70\%$ · $FEV_1 \geqslant 80\%$预计值 · 伴或不伴有慢性症状(咳嗽,咳痰)
Ⅱ级(中度)	· $FEV_1/FVC < 70\%$ · $50\% \leqslant FEV_1 < 80\%$预计值 · 常伴有慢性症状(咳嗽,咳痰,活动后呼吸困难)

续表

分级	临床特征
Ⅲ级(重度)	· $FEV_1/FVC < 70\%$ · $30\% \leqslant FEV_1 < 50\%$预计值 · 多伴有慢性症状(咳嗽,咳痰,呼吸困难),反复出现急性加重
Ⅳ级(极重度)	· $FEV_1/FVC < 70\%$ · $FEV_1 < 30\%$预计值或 $FEV_1 < 50\%$预计值 · 伴慢性呼吸衰竭,可合并肺心病及右心功能不全或衰竭

(六)COPD 常用药效果的评估

应用支气管扩张剂的评估要点如下。

(1)用药剂量/天、用药的方法(雾化吸入法、口服、静脉滴注)的评估与记录。

(2)评估患者急性发作时,是否能正确使用定量吸入器,用药后呼吸困难是否得到缓解。

(3)评估患者是否掌握常用 3 种雾化吸器的正确使用方法:定量吸入器、都保干粉吸入器,准纳器。并注意用后漱口。

九、护理问题

(一)气体交换受损

气体交换受损与气道阻塞、通气不足、呼吸肌疲劳、分泌物过多和肺泡呼吸面积减少有关。

(二)清理呼吸道无效

清理呼吸道无效与分泌物增多而黏稠、气道湿度减低和无效咳嗽有关。

(三)焦虑

焦虑与健康状况改变、病情危重、经济状况有关。

十、护理措施

(一)休息与活动

中度以上 COPD 急性加重期患者应卧床休息,协助患者采取舒适体位,极重度患者宜采取身体前倾坐位,视病情增加适当的活动,以患者不感到疲劳,不加重病情为宜。

(二)病情观察

观察咳嗽、咳痰及呼吸困难的程度,观察血压、心率,监测动脉血气和水、电解质以及酸碱平衡情况。

(三)控制感染

遵医嘱给予抗感染治疗,有效地控制呼吸道感染。

(四)合理用氧

采用低流量持续给氧,流量 1～2 L/min。提倡长期家庭氧疗,每天氧疗时间在 15 小时以上。

(五)用药护理

遵医嘱应用抗生素、支气管舒张药和祛痰药,注意观察疗效及不良反应。

(六)呼吸功能训练

指导患者正确进行缩唇呼吸和腹式呼吸训练。

(1)缩唇呼吸:呼气时将口唇缩成吹笛子状,气体经缩窄的口唇缓慢呼出。作用是提高支气管内压,防止呼气时小气道过早陷闭,以利肺泡气体排出。

(2)腹式呼吸:患者可取立位、平卧位、半卧位,两手分别放于前胸部和上腹部。用鼻缓慢吸气,膈肌最大程度下降,腹部松弛,腹部凸出,手感到腹部向上抬起;经口呼气,吸气时腹肌收缩,膈肌松弛,膈肌随腹部腔内压增加而上抬,推动肺部气体排出,手感到下降。

(3)缩唇呼气和腹式呼吸训练:每天训练 3～4 次,每次重复 8～10 次。

(七)保持呼吸道通畅

(1)痰多黏稠、难以咳出的患者需要多饮水,以达到稀释痰液的目的。

(2)遵医嘱每天进行氧气或超声雾化吸入。

(3)护士或家属协助给予患者胸部叩击和体位引流。

(4)指导有效咳嗽:尽可能加深吸气,以增加或达到必要的吸气容量;吸气后要有短暂的闭气,以使气体在肺内得到最大的分布,稍后关闭声门,可进一步增强气道中的压力;而后增加胸膜腔内压即增高肺泡内压力,这是使呼气时产生高气流的重要措施;最后声门开放,肺内冲出的高速气流,使分泌物从口中喷出。

(5)必要时给予机械吸痰或纤支镜吸痰。

(八)减轻焦虑

护士与家属共同帮助患者去除焦虑产生的原因;与家属、患者共同制订和实施康复计划;指导患者放松技巧。但要向家属与患者强调镇静安眠药对该病的危害,包括会抑制呼吸中枢、加重低氧血症和高碳酸血症,需慎用或不用。

十一、健康指导

(一)疾病预防指导

戒烟是预防 COPD 的重要措施。患者要避免粉尘和刺激性气体的吸入;避免和呼吸道感染患者接触,在呼吸道传染病流行期间,尽量避免去人群密集的公共场所;指导患者要根据气候变化,及时增减衣物,避免受凉感冒。

制订个体化锻炼计划:增强体质,按患者情况坚持全身有氧运动;坚持进行腹式呼吸及缩唇呼气训练。

(二)饮食指导

重视患者患者缓解期营养摄入,改善营养状况。应制订高热量、高蛋白、高维生素饮食计划。

(三)家庭氧疗的指导

护士应指导患者和家属做到:①了解氧疗的目的、必要性及注意事项;②注意安全:供氧装置周围严禁烟火,防止氧气燃烧爆炸;③氧疗装置定期更换、清洁、消毒。

(四)就诊指标

(1)患者咳嗽、咳痰症状加重。

(2)原有的喘息症状加重,或出现呼吸困难伴或不伴皮肤、口唇、甲床发绀。

(3)咳出脓性或黏液脓性痰,伴发热。

(4)突发明显的胸痛,咳嗽时明显加重。

(5)出现下垂部位水肿,如下肢等。

第三节 肺 炎

肺炎是指终末气道、肺泡和肺间质的炎症,可由病原微生物、理化因素、免疫损伤、过敏及药物因素所致,其中最常见的是细菌性肺炎。临床表现为发热、寒战、胸痛、咳嗽和咳脓痰,X线胸片上可见至少一处不透光阴影。

一、病因与发病机制

当各种因素导致呼吸道局部和全身免疫防御系统受损时,病原体可经以下途径侵入下呼吸道引起肺炎:空气吸入、血行播散、邻近部位的感染直接蔓延、上呼吸道定植菌的误吸。

二、分类

(一)按病因分类

按病因分类包括细菌性肺炎、非典型病原体所致肺炎、病毒性肺炎、肺真菌病、其他病原体所致肺炎、理化因素所致肺炎(放射性肺炎、化学性肺炎、类脂性肺炎)。

(二)按解剖分类

按解剖分类包括大叶性(肺泡性)肺炎、小叶性(支气管性)肺炎、间质性肺炎。

(三)按患病环境和宿主分类

1.社区获得性肺炎

社区获得性肺炎也称院外肺炎,是指在医院外罹患的感染性肺实质炎症,包括具有明确潜伏期的病原体感染而在入院后平均潜伏期内发病的肺炎。

2.医院获得性肺炎

医院获得性肺炎也称院内肺炎,是指患者入院时不存在、也不处于潜伏期,而于入院≥48小时后在医院内发生的肺炎,患者在入院时不用气管插管。医院获得性肺炎还包括呼吸机相关性肺炎(是气管插管后72小时以上发生的肺炎,也包括严重医院获得性肺炎需要气管插管治疗者)和医疗保健相关性肺炎。

3.免疫低下宿主肺炎

艾滋病,肿瘤行放疗、化疗者,器官移植和接受免疫抑制剂治疗者等免疫低下宿主作为一组特殊人群对病原微生物极度易感,肺是最常见的感染靶器官。

三、临床表现

肺炎的症状变化较大,可轻可重,决定于3个主要因素:局部炎症程度、肺部炎症的播散和全身炎症反应程度。

(一)症状

患者常见症状为咳嗽、咳痰或原有呼吸道症状加重,并出现脓性痰或血痰,伴或不伴胸痛。重症患者有呼吸困难、呼吸窘迫。

(二)体征

肺实变时有典型的体征,如叩诊浊音、语颤增强和支气管呼吸音等。并发胸腔积液者,患侧胸部叩诊浊音、语颤减弱、呼吸音减弱。

四、辅助检查

(一)实验室检查

1.血常规

白细胞和中性粒细胞计数明显升高,且呈核左移现象,或胞质内有毒性颗粒。

2.细菌检查

痰涂片或培养有助于明确病原体。

3.血和胸腔积液培养

肺炎患者血和痰培养分离到相同细菌,可确定为肺炎的病原菌。胸腔积液培养到的细菌则基本可认为是肺炎的致病菌。

4.其他

经皮细针吸检和开胸肺活检、尿抗原试验、血清学检查、血气分析等。

(二)影像学检查

胸部 X 线征象可为肺炎发生的部位、严重程度和病原学提供重要线索。CT对揭示病变性质、隐匿部位病变和其他伴随改变(胸腔积液、纵隔和肺内淋巴结肿大)有帮助。B超用于探测胸腔积液和贴近胸壁的肺实质病灶,可指导穿刺抽液和经胸壁穿刺活检。

五、治疗

抗感染治疗是肺炎治疗的关键环节,包括经验性治疗和抗病原体治疗。前者主要根据患者流行病学资料和临床表现与影像特征,选择可能覆盖病原体的抗菌药物;后者根据呼吸道或肺组织标本的培养和药物敏感试验结果,选择体外试验敏感的抗菌药物。肺炎的抗菌药物治疗应尽早进行,一旦怀疑为肺炎应马上给予首剂抗菌药物。

肺炎链球菌肺炎首选青霉素 G,葡萄球菌肺炎可选用耐青霉素酶的半合成青霉素或头孢菌素,肺炎支原体肺炎首选大环内酯类抗生素,肺炎衣原体肺炎首选红霉素,病毒性肺炎可选用利巴韦林、阿昔洛韦等病毒抑制剂。

青壮年和无基础疾病社区获得性肺炎,常用青霉素类、第一代头孢菌素等。老年人、有基础疾病或住院的社区获得性肺炎,常用氟喹诺酮类药物,第二、三代头孢菌素,β-内酰胺类/β-内酰胺酶抑制剂或厄他培南,可联合大环内酯类药物。医院获得性肺炎常用第二、三代头孢菌素,β-内酰胺类/β-内酰胺酶抑制剂、氟喹诺酮类或碳青霉烯类药物。重症肺炎首选广谱强力抗生素,并应足量、联合用药。

肺炎治疗的临床稳定标准为：①体温≤37.8 ℃；②心率≤100 次/分；③呼吸频率≤24 次/分；④血压：收缩压≥90 mmHg；⑤呼吸室内空气条件下动脉血氧饱和度≥90%或$PaCO_2$≥60 mmHg；⑥能够经口进食；⑦精神状态正常。

六、护理措施

(一)一般护理

1.运动与休息

卧床休息，减少活动，以减少组织对氧的需要，帮助机体组织修复。应尽量将治疗和护理集中在同一时间内完成，以保证患者有足够的休息时间。

2.饮食

给予高热量、高蛋白和富含维生素的流质或半流质饮食，并鼓励患者进食。对不能进食者，必要时用鼻饲补充营养，以弥补代谢的消耗。鼓励患者多饮水，每天摄入量在1~2 L。需静脉补液者，滴速不宜过快，以免引起肺水肿。

3.口腔护理

高热患者，唾液分泌减少，口腔黏膜干燥，口腔内食物残渣易发酵，促使细菌繁殖；同时机体抵抗力下降及维生素缺乏，易引起口唇干裂、口唇疱疹、口腔炎症、溃疡。应在清晨、餐后及睡前协助患者漱口，或用漱口液清洁口腔，口唇干裂者可涂润滑油保护。

(二)病情观察

观察患者的神志、生命体征、皮肤、黏膜、尿量等变化，尤其是关注儿童、老人、久病体弱者的病情变化。及时发现早期休克征象，协助医师及时采取救治措施。准确记录出入液量，估计患者的组织灌流情况。按医嘱执行导尿术及做中心静脉压测定。

(三)对症护理

1.发热的护理

高热时一般先用物理降温，如枕部冷敷、温水擦浴，若体温未下降可给予药物降温，降温半小时后测体温。患者寒战时注意保暖，适当增加盖被，大量出汗者应及时更换衣服和盖被，并注意保持皮肤的清洁干燥。

2.低氧的护理

根据血气分析结果给予吸氧，维持$PaCO_2$>60 mmHg 有助于改善组织器官的缺氧状态。常用的吸氧方法包括鼻导管吸氧法、面罩吸氧法、正压给氧法。高浓度(＞60％)长时间给氧可损害脑、心、肺、肾等器官,在肺部可引起肺泡间质水肿、肺泡上皮增生、肺透明膜形成、肺出血等,也可引起早产儿、新生儿眼晶体后纤维增生症,影响视力,所以吸氧时应注意防止氧中毒。

3.咳嗽、咳痰的护理

(1)有效咳嗽:适用于清醒且配合的患者。①有效咳嗽的方法:患者尽可能采用坐位,先进行深而慢的腹式呼吸5～6次,深吸气至膈肌完全下降,屏气3～5秒,身体前倾,从胸腔进行2～3次短促有力的咳嗽,同时收缩腹肌,或用手按压上腹部或双手环抱一个枕头于腹部,有利于膈肌上升帮助痰液咳出。②也可取俯卧屈膝位,借助膈肌、腹肌收缩,增加腹压,咳出痰液。③指导患者经常变换体位有利于痰液咳出。④对于胸痛患者,可用双手或枕头轻压伤口两侧以减轻伤口带来的疼痛。疼痛剧烈时可遵医嘱给予镇痛药,30分钟后指导患者进行有效咳嗽。

(2)气道湿化:适用于痰液黏稠不易咳出者。应用气道湿化的注意事项:①湿化时间不宜过长,一般以10～20分钟为宜,湿化时间过长可引起黏膜水肿和气道狭窄,甚至诱发支气管痉挛、加重水钠潴留。②湿化温度宜在35～37℃,温度过高易灼伤呼吸道,损害气道黏膜纤毛运动;温度过低可诱发哮喘、寒战反应。③吸入过程中避免降低吸入氧浓度。④治疗后及时鼓励患者咳嗽、咳痰或协助翻身、叩背。⑤湿化器应按照规定消毒,专人专用,以预防呼吸道疾病的交叉感染。

(3)胸部叩击:适宜久病体弱、长期卧床、排痰无力者,禁用于未经引流的气胸、肋骨骨折、有病理性骨折史、咯血、低血压及肺水肿等患者。叩击者两手手指弯曲并拢,掌侧呈杯状,以手腕力量,从肺底自下而上,由外向内、迅速而有节律地叩击胸壁,震动气道,每一肺叶叩击1～3分钟,每分钟120～180次。注意事项:①叩击前查看影像资料或听诊肺部呼吸音明确痰液潴留部位。②用单层薄布保护胸廓部位,叩击时避开乳房、心脏、骨突部位(如脊柱、肩胛骨、胸骨)及衣物拉链、纽扣等。③叩击力量要适中,以不引起患者疼痛为宜,每次叩击5～15分钟,在餐后2小时至餐前30分钟进行,以避免治疗中发生呕吐。④操作后协助患者咳痰,复查肺部呼吸音及啰音的变化。

(4)体位引流:适宜于有大量痰液排出不畅的患者;禁用于有明显呼吸困难和发绀者、近1～2周内曾有大咯血史、严重心血管疾病或年老体弱不能耐受者。原则上抬高病变部位,引流支气管开口向下。具体方法见"支气管扩张症患者的护理"。

(5)机械吸痰:适用于无力咳痰,意识障碍或建立人工气道者。①在吸痰前、后适当提高吸氧浓度,使用密闭式吸痰系统,预防吸痰中出现低氧血症。②每次吸引时间<15秒,两次抽吸间隔时间>3分钟。③严格无菌操作,避免呼吸道交叉感染。

(四)用药的护理

1.抗生素治疗的护理

(1)用药前询问药物过敏史,严格遵照药品说明书进行药物皮肤试敏。

(2)应严格遵照医嘱及药品说明书配制和使用抗生素,避免发生药物不良反应:如发热、皮疹、胃肠道不适、肝肾毒性、耳毒性等,发现异常及时报告。

(3)用药过程中密切观察有无变态反应,对于患者从未使用的抗生素,首次输液速度宜慢,以免发生变态反应,如患者突然出现呼吸困难、血压下降、意识障碍,应立即停药并报告医师,做好抢救准备。

(4)长期、大量使用抗生素的患者应监测肝肾功能。

2.感染性休克患者治疗用药的护理

(1)扩充有效循环血容量:①根据患者生命体征、年龄、基础疾病、心功能情况、出入液量及中心静脉压水平决定补液速度及补液量。若血压低、中心静脉压<0.49 kPa应迅速补液;中心静脉压达到或超过0.98 kPa时,输液速度不宜过快,以免诱发急性心力衰竭。②下列证据提示血容量已经补足:口唇红润、肢端温暖、收缩压>90 mmHg、脉压>30 mmHg、尿量>30 mL/h。③若血容量已经基本补足,尿比重<1.018及尿量<20 mL/h应及时报告医师,警惕急性肾衰竭的发生。

(2)纠正酸中毒:酸中毒是由于组织缺氧所致。纠正酸中毒可以加强心肌收缩力,增强血管对升压药的反应,改善微循环。常用5%碳酸氢钠溶液静脉滴注,因其配伍禁忌较多,应单独输入。

(3)血管活性药物的应用:应用血管活性药物应根据血压的变化调整滴速,维持收缩压在90~100 mmHg为宜,注意控制输液速度。输液过程中要防止药液外渗,以免局部组织缺血坏死。

(五)心理护理

高热、咳嗽、咳痰、呼吸困难等症状会给患者带来很大的精神压力。因此,要注意评估肺炎对患者日常生活、工作或学习的影响,以及患者能否适应疾病所带来的角色转变,观察其情绪变化,向患者讲解肺炎的患病及治疗过程、预后及防治知识,并列举成功的治疗案例,使患者树立康复的信心。

七、健康指导

(一)住院期间健康指导

(1)向患者宣传有关肺炎的基本知识。

(2)保证充足的休息时间,增加水和营养的摄入,以增加机体对感染的抵抗能力。

(3)体温高或需要痰液引流的患者应给予相应的护理指导。

(4)指导使用抗生素者若有不适应及时通知医护人员,以免发生变态反应。

(5)为减少唾液污染,指导患者漱口后采集深咳痰液,室温下 2 小时内送检。

(二)出院指导

(1)出院后继续用药者,应嘱其遵医嘱按疗程服药,若更换抗生素应注意迟发变态反应,出现发热、心率增快、咳嗽、咳痰、胸痛等症状时,应及时就诊。

(2)指导患者病情好转后,注意锻炼身体,加强耐寒锻炼;天气变化时随时增减衣服,避免受凉、淋雨、酗酒以及吸烟,预防上呼吸道感染。

(3)预防接种肺炎链球菌疫苗和(或)流感疫苗可减少某些特定人群罹患肺炎的机会。

第四节　支气管哮喘

支气管哮喘简称哮喘,是气道的一种慢性变态反应性炎症性疾病。气道炎症由多种炎症细胞、气道结构细胞和细胞组分参与。这种炎症常伴随引起气道反应性增强和出现广泛多变的可逆性气流受限,并引起反复发作性的喘息、气急、胸闷和(或)咳嗽等症状,常在夜间和(或)清晨发作、加剧,多数患者可自行缓解或经治疗缓解。

一、病因与发病机制

(一)病因

1.遗传因素

哮喘患者亲属患病率高于群体患病率,且亲缘关系越近,患病率越高,具有家族聚集现象;患者病情越严重,其亲属患病率也越高。

2.环境因素

环境因素主要包括室内变应原(尘螨、家养宠物、蟑螂)、室外变应原(花粉、真菌)、职业性变应原(油漆、饲料、活性染料)、食物(鱼、虾、蟹、蛋类、牛奶)、药物(普萘洛尔、阿司匹林、抗生素)和非变应原性因素,如气候变化、运动、吸烟、肥胖、妊娠、胃食管反流等。

(二)发病机制

气道免疫-炎症机制、神经调节机制及其相互作用。

二、临床表现

(一)症状

(1)发作性伴有哮鸣音的呼气性呼吸困难或发作性胸闷和咳嗽。严重者可呈坐位或端坐呼吸,干咳或咳大量白色泡沫痰,甚至出现发绀等。"日轻夜重"是哮喘的特征之一。

(2)仅以咳嗽为唯一症状的称为咳嗽变异性哮喘;运动时出现上述症状的称为运动性哮喘;以胸闷为唯一症状的称为胸闷变异性哮喘。

(二)体征

发作时胸部呈过度充气状态,双肺可闻及广泛的哮鸣音,呼气音延长。但在轻度哮喘或非常严重哮喘发作时,哮鸣音可不出现,表现为"沉默肺"。

(三)并发症

气胸、纵隔气肿、肺不张,长期反复发作和感染可并发慢性支气管炎、肺气肿、支气管扩张症、间质性肺炎、肺纤维化和肺源性心脏病。

三、辅助检查

(一)实验室检查

1.痰液

痰涂片可见较多嗜酸性粒细胞。

2.血气分析

患者病情严重发作时表现为呼吸性碱中毒。如重症哮喘,病情进一步发展,气道阻塞严重,表现为呼吸性酸中毒;如缺氧明显,可合并代谢性酸中毒。

3.特异性变应原的检测

血液、皮肤点刺、吸入变应原试验有助于病因诊断。

(二)胸部 X 线/CT 检查

哮喘发作早期可见两肺透亮度增加,呈过度充气状态,如并发感染,可见肺纹理增加及炎性浸润阴影。

(三)呼吸功能检查

1.通气功能

哮喘发作时有关呼气流速度全部指标均显著下降。

2.支气管激发试验

支气管激发试验只适用于FEV_1在正常预计值的70%以上的患者。激发试验阳性:FEV_1下降≥20%。常用吸入激发剂为醋甲胆碱、组胺。

3.支气管舒张试验

支气管舒张试验用以测定气道可逆性。舒张试验阳性:①FEV_1较用药前增加≥12%,且其绝对值增加≥200 mL。②呼气流速峰值较治疗前增加60 L/min或≥20%。常用吸入型的支气管舒张药有沙丁胺醇、特布他林等。

4.呼气流速峰值及其变异率测定

患者发作时呼气流速峰值下降。气道气流受限可逆性改变的特点:昼夜或24小时内呼气流速峰值变异率≥20%。

四、分期及控制水平分级

(一)哮喘分期

1.急性发作期

急性发作期分为轻度、中度、重度和危重4级。

2.非急性发作期(慢性持续期)

非急性发作期分为间歇期(第一级)、轻度持续期(第二级)、中度持续期(第三级)和严重持续期(第四级)。

(二)哮喘控制水平分级

哮喘控制水平分为控制、部分控制和未控制3级。

五、治疗要点

防治哮喘最有效的方法是找到引起哮喘发作的变应原或其他非特异刺激因素,并立即脱离。使用控制和缓解哮喘发作的药物,如糖皮质激素、β_2受体激动剂、茶碱类、抗胆碱药、白三烯调节剂等,还可采取特异性和非特异性免疫疗法,进行积极的哮喘管理,早日控制哮喘症状,提高患者生活质量。

哮喘治疗的目标是长期控制症状、预防未来风险的发生,即在使用最小有效剂量药物治疗或不用药物的基础上,能使患者与正常人一样生活、学习和工作。

六、护理措施

(一)一般护理

1.环境与休息

(1)避免接触环境中的变应原,室内不宜摆放花草及使用羽毛枕头,避免尘埃飞扬。

(2)发作时,协助患者取半卧位或坐位,并给予床旁小桌使患者伏案休息以减轻体力消耗。

(3)教会、鼓励患者缩唇呼吸或缓慢深呼吸,以改善通气量,缓解症状,有利于痰液排出。

2.饮食护理

(1)提供清淡、易消化、足够热量的饮食,避免进食硬、冷、油煎食物。

(2)若能确定与哮喘发作有关的食物,如鱼、虾、蟹、蛋类、牛奶等,应避免食用。某些食物添加剂如酒石黄和亚硝酸盐可诱发哮喘发作,应引起注意。

(3)有烟酒嗜好者应戒酒、烟。

(4)哮喘发作的患者,应注意补充液体,有利于痰液的稀释和补充水分,应鼓励患者每天饮水 $2\ 500\sim3\ 000$ mL。

(二)病情观察

注意观察哮喘发作的前驱症状,如鼻咽痒、打喷嚏、流涕、眼痒等黏膜过敏症状。哮喘发作时,应注意观察患者意识状态、呼吸频率、节律、深度及辅助呼吸肌是否参与呼吸运动等。监测呼吸音、哮鸣音、动脉血气分析和肺功能情况,了解病情、治疗和护理效果。加强对急性期患者的监护,哮喘在夜间和凌晨易发作,应严密监测病情变化。

(三)对症护理

1.低氧的护理

重症哮喘患者常伴有不同程度的低氧血症,应遵医嘱给予鼻导管或面罩吸氧,吸氧流量为 $1\sim3$ L/min。若哮喘严重发作,经一般药物治疗无效,或患者有神志改变, $PaCO_2<60$ mmHg, $PaCO_2>50$ mmHg 时,应准备进行机械通气。

2.咳嗽、咳痰的护理

教会患者掌握深呼吸和有效咳嗽、咳痰的技巧,协助患者叩背。遵医嘱给予痰液稀释剂或雾化治疗,以促进痰液排出,必要时经鼻腔或口腔吸痰。当患者出现呼吸困难、严重发绀、神志不清时,做好气管插管或气管切开的准备,建立人工气道以清除痰液。

(四)用药护理

1.糖皮质激素

(1)激素吸入的主要不良反应为声音嘶哑、咽部不适和口腔念珠菌感染,应指导患者喷药后立即用清水漱口。长期高剂量吸入激素后可能出现的全身不良反应包括皮肤瘀斑、肾上腺功能抑制和骨密度降低等。已有研究表明吸入激素可能与白内障和青光眼的发生有关。

(2)长期口服糖皮质激素可引起骨质疏松、高血压、糖尿病和下丘脑-垂体-肾上腺轴的抑制、肥胖症、白内障、青光眼、皮肤菲薄导致皮纹和挤斑、肌无力等不良反应。口服激素宜在饭后服用,以减少对胃肠道的刺激。

(3)气雾吸入糖皮质激素可减少其口服量,当用吸入剂替代口服剂时,通常需同时使用 2 周后再逐步减少口服量,指导患者应按医嘱进行阶梯式逐渐减量,不得自行减量或停药。

2.β_2受体激动剂

(1)指导患者按医嘱用药,间歇使用,不宜长期、单一使用,也不宜过量应用,以免引起 β_2 受体功能下降和气道反应性增强,出现耐药性。

(2)指导患者正确使用雾化吸入器,以保证药物的疗效。

(3)注意观察此类药物的不良反应如骨骼肌震颤、低血钾、心律失常等。

3.茶碱类

(1)茶碱类药物首次剂量为 4～6 mg/kg,维持剂量为 0.6～0.8 mg/(kg·h),注射量一般不超过 1.0 g/d,有效、安全的血药浓度范围应在 6～15 mg/L。

(2)氨茶碱用量过大或静脉注射(滴注)速度过快可引起胃肠道症状、心血管症状,严重者可引起室性心动过速、癫痫样症状、昏迷甚至心脏骤停等,注射时间宜在 10 分钟以上,以防中毒症状发生。通常将氨茶碱加入葡萄糖溶液中,缓慢静脉注射,注射速度≤0.25 mg/(kg·min)或静脉滴注,在有条件的情况下应监测其血药浓度,及时调整浓度和滴速。

(3)发热性疾病、妊娠、抗结核治疗可以降低茶碱的血药浓度,而肝脏疾病、充血性心力衰竭、合用西咪替丁(甲氰咪胍)或喹诺酮类、大环内酯类等药物可使茶碱代谢减慢。

(4)由于茶碱缓释片(舒弗美)或氨茶碱控释片的药片内有控释材料,必须整片吞服。

(5)联合应用茶碱、激素和抗胆碱药物具有协同作用,茶碱与 β_2 受体激动剂联合应用时易出现心率增快和心律失常,应慎用并适当减少剂量。

4.其他

抗胆碱药对有吸烟史的老年哮喘患者较为适宜,但对妊娠早期妇女、患有青光眼或前列腺增生的患者应慎用;吸入后,少数患者有口苦或口干感。酮替芬有镇静、头晕、口干、嗜睡等不良反应。白三烯调节剂主要是胃肠道症状,少数有皮疹、血管性水肿、转氨酶升高等不良反应,停药后可恢复正常。溴己新偶见恶心、转氨酶升高等不良反应,胃溃疡者慎用。盐酸氨溴索是润滑性祛痰药,不良反应较轻。

(五)教会患者正确使用吸入器

1.定量雾化吸入器

(1)介绍雾化吸入器具:根据患者文化水平、学习能力,提供雾化吸入器的学习资料。

(2)演示吸入器使用方法:打开盖子,摇匀药液,深呼气至不能再呼时张口,将吸入器喷嘴置于口中,双唇包住咬口,以慢而深的方式经口吸气,同时以手指按压喷药,至吸气末屏气10秒,使较小的雾粒沉降在气道远端,然后缓慢呼气,休息3分钟后可再重复使用1次。对不易掌握吸入器吸入方法的儿童或重症患者,可在吸入器上加储药罐,以简化操作,减少雾滴在口咽部沉积而引起刺激,增加吸入到下呼吸道和肺部的药物量,提高雾化吸入疗效。

(3)医护人员演示后,指导患者反复练习,直至患者完全掌握。

2.都保装置的使用方法

旋转并拔出瓶盖,确保红色旋柄在下方,拿直都保装置,握住底部红色部分和都保装置中间部分,向某一方向旋转到底,再向相反方向旋转到底,即完成一次装药。患者先呼气(勿对吸嘴呼气),再将吸嘴含于口中,双唇包住吸嘴用力深长吸气,然后将吸嘴从嘴部移开,继续屏气5秒后恢复正常呼吸。

3.准纳器的使用方法

一手握住准纳器外壳,另一手拇指向外推动准纳器的滑动杆直至发出咔嗒声(表明准纳器已做好吸药的准备),患者握住准纳器并远离口含器,在保证平稳呼吸的前提下,尽量呼气。再将吸嘴放入口中,深深地平稳吸气,将药物放入口中,屏气约10秒。拿出准纳器,缓慢恢复呼气,关闭准纳器(听到咔嗒声表示关闭)。

(六)心理护理

新近发生哮喘和重症发作的患者,通常会出现紧张、甚至惊恐不安的情绪,应多巡视患者,耐心解释病情和治疗措施,给予患者心理疏导和安慰,消除过度紧张情绪,对减轻哮喘发作的症状和控制病情有重要意义。通过医护人员、患者和家属的合作,使患者对本病有较正确的认识,增强信心,自觉与医师配合。

七、健康指导

(一)疾病预防指导

帮助患者确定、控制并避免接触各种变应原、职业致敏物和其他非特异性刺激因素,学会有效的环境控制,如减少与空气中抗原的接触、戒烟,避免冷空气刺激,注意保暖,避免被动吸烟和预防呼吸道感染,避免摄入引起过敏的食物,避免精神刺激和剧烈运动,避免接触宠物。

(二)学会评估哮喘控制情况

(1)坚持记录哮喘日记,为疾病预防和治疗提供参考资料。

(2)指导患者认识哮喘发作的先兆,如出现胸部发紧、呼吸不畅、喉部发痒、打喷嚏、咳嗽等症状,应及时告诉医护人员,及时采取预防措施。

(3)学会利用峰速仪来监测自我的最大呼气峰流速值。峰流速仪的使用方法是:患者取站立或坐位(尽可能使用同一种体位),尽可能深吸一口气,然后用唇齿部分包住口含器后,以最快的速度,用 1 次最有力的呼气吹动游标滑动,游标最终停止的刻度,就是此次峰流速值。如果最大呼气峰流速值经常有规律地保持在 80%～100%,为安全区,说明哮喘控制理想;最大呼气峰流速值在50%～80%为警告区,说明哮喘加重,需及时调整治疗方案;最大呼气峰流速值<50%为危险区,说明哮喘严重,需要立即到医院就诊。

(4)了解哮喘控制评估工具,如哮喘控制测试、哮喘控制问卷、哮喘治疗评估问卷,学会使用哮喘控制测试。

(5)哮喘控制测试仅通过回答有关哮喘症状和生活质量 5 个问题的评分进行综合判定,25 分为完全控制、20～24 分为部分控制、20 分以下为未控制,并不需要患者检查肺功能,适用于患者自我评估哮喘控制(患者可以在家庭或医院,就诊前或就诊期间完成哮喘控制水平的自我评估),有助于增进医患双向交流,提供反复使用的客观指标,以便长期监测。

第五节 支气管扩张症

支气管扩张症是由于急、慢性呼吸道感染和支气管阻塞后,反复发生支气管炎症,致使支气管壁结构破坏,引起的支气管异常和持久性扩张。主要症状为慢性咳嗽,咳大量脓性痰和(或)反复咯血。

一、病因与发病机制

(一)支气管-肺组织感染和支气管阻塞

(1)支气管-肺组织感染包括细菌、真菌、分枝杆菌、病毒感染等。

(2)支气管阻塞包括外源性压迫、肿瘤、异物、黏液阻塞等,可导致肺不张。两者相互影响,促使支气管扩张的发生和发展。

(3)继发于肺结核的支气管扩张多见于上肺叶;继发于支气管肺组织感染病变的支气管扩张常见于下肺,尤以左下肺多见。

(二)先天性发育障碍和遗传因素

原发性免疫缺陷病或继发性免疫缺陷病、先天性疾病(纤毛缺陷、囊性纤维化)、先天性结构缺损(黄甲综合征、软骨缺陷)、移植术后等会损伤宿主气道清除机制和防御功能,使其清除分泌物的能力下降,易发生感染和炎症。

(三)支气管外部的牵拉作用

肺组织的慢性感染或结核病灶愈合后的纤维组织牵拉,也可导致支气管扩张。

二、临床表现

(一)症状

持续或反复的咳嗽、咳痰或咳脓痰(痰量估计:轻度,<10 mL/d;中度,10~150 mL/d;重度,>150 mL/d),反复咯血,如有反复肺部感染,可出现发热、乏力、食欲缺乏等慢性感染中毒症状。感染时痰液静置后分层:上层为泡沫,下悬脓性成分,中层为混浊黏液,下层为坏死组织沉淀物。如患者仅以反复咯血为唯一症状则为干性支气管扩张。

(二)体征

早期或干性支气管扩张肺部体征可无异常,病变重或继发感染时,在下胸部、背部可闻及固定而持久的局限性粗湿啰音,有时可闻及哮鸣音,部分患者伴有杵状指(趾)。出现肺气肿、肺源性心脏病等并发症时有相应体征。

三、辅助检查

(一)实验室检查

痰液检查显示含有丰富的中性粒细胞、多种微生物,痰涂片及细菌培养结果可指导抗生素治疗。

(二)影像学检查

胸部 X 线检查示囊状支气管扩张的气道表现为显著的囊腔,纵切面可显示"双轨征",横切面显示"环形阴影",并可见气道壁增厚。胸部 CT 检查横断显示扩张的支气管。

(三)其他检查

纤维支气管镜检查有助于发现患者的出血、扩张或阻塞部位。肺功能检查可以证实有弥漫性支气管扩张或相关的阻塞性肺疾病导致的气流受限。

四、治疗要点

支气管扩张症的治疗原则是保持呼吸道通畅,控制感染,改善气流受限,处理咯血,积极治疗基础疾病,必要时手术治疗。

五、护理措施

(一)一般护理

1.环境

尽量避免搬动患者,减少肺活动度。小量咯血者以静卧休息为主,大量咯血患者应绝对卧床休息。取患侧卧位,头偏一侧。痰量多或咯血的患者应保持口腔清洁、舒适,及时清理咳出物及污染的衣物、被褥。

2.饮食护理

(1)提供高热量、高蛋白、高维生素饮食,避免冰冷食物诱发咳嗽,少量多餐。

(2)鼓励患者多饮水,每天 1500 mL 以上,以保证呼吸道黏膜的湿润与黏膜病变的修复,有利于痰液的排出。

(3)大量咯血者应禁食;少量咯血者宜进少量温、凉流食,因过冷或过热食物均易诱发或加重咯血。

(4)多吃富含纤维素的食物,以保持大便通畅,避免排便腹压增加而引起再度咯血。

(二)病情观察

(1)详细观察咳嗽和咳痰、咯血的情况,准确记录痰液的颜色、量、性状,痰液静置后是否有分层现象。

(2)观察咯血频次、量、性质及出血的速度,生命体征及意识状态的变化。记录 24 小时咯血量。

(3)观察患者有无胸闷、气促、呼吸困难、发绀、面色苍白、出冷汗、烦躁不安等窒息征象。

(三)对症护理

1.咳嗽、咳痰的护理

指导患者有效咳嗽、更换卧位、叩背、正确的体位引流进行排痰。体位引流步骤如下(图 3-1)。

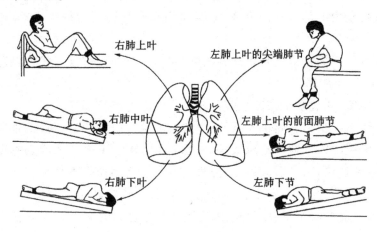

图 3-1　体位引流

(1)引流前准备:向患者解释体位引流的目的、过程和注意事项,监测生命体征,肺部听诊以明确病变部位;引流前 15 分钟遵医嘱给予支气管扩张剂或进行雾化吸入稀释痰液。

(2)引流体位:引流的体位取决于分泌物潴留的部位和患者的耐受程度;首先引流上叶,然后引流下叶后基底段,如果有两个以上需引流的部位,应引流痰液较多的部位。头外伤、胸部创伤、咯血、严重心血管疾病和病情不稳定者,不宜采取头低位进行体位引流。

(3)引流时间:一般于晨起或饭前、饭后 1～2 小时进行;每天 1～3 次,每次 15～20 分钟。

(4)引流中护理:引流时应有护士或家人协助,观察患者有无出汗、脉搏细弱、头晕、疲劳、面色苍白等,如患者出现心率超过 120 次/分、心律失常、高血压、低血压、眩晕或发绀,应立即停止引流并通知医师。在体位引流过程中,协助患者在保持引流体位时进行咳嗽,鼓励并指导患者做腹式深呼吸,辅以胸部叩击或震荡等措施,提高引流效果。

(5)引流后护理:帮助患者取舒适体位,处理污物,协助漱口,保持口腔清洁,观察患者咳痰的情况,听诊肺部呼吸音的改变,评价体位引流的效果。

2.咯血的护理

(1)鼓励患者将气管内痰液和积血轻轻咳出,保持呼吸道通畅。咯血时协助轻轻拍击健侧背部,嘱患者不要屏气,以免诱发喉头痉挛,使血液引流不畅形成血块,导致窒息。

(2)对大咯血及意识不清的患者,应在病床边备好急救的物品,一旦患者出现窒息的征象,应立即取头低脚高位,头偏向一侧,轻拍背部,迅速清除口咽部的血块,或直接刺激咽部以咳出血块,必要时用吸痰管进行机械吸引,并给予高流量吸氧。

(3)做好气管插管或气管切开的准备和配合工作,以解除呼吸道阻塞。

(四)用药的护理

(1)抗生素、支气管扩张药物等按照相应的内容进行护理。

(2)垂体后叶素可收缩小动脉,减少肺血流量,从而减轻咯血,但也能引起子宫、肠道平滑肌收缩和冠状动脉收缩,故冠心病、高血压患者及孕妇忌用。静脉输液速度不宜过快,以免引起恶心、便意、心悸、面色苍白等不良反应。

(3)年老体弱、肺功能不全者在应用镇静药和镇咳药后,应注意观察呼吸中枢和咳嗽反射受抑制情况,以早期发现因呼吸抑制导致的呼吸衰竭和不能咯出血块而发生窒息。

(五)心理护理

注意患者有无焦虑、忧郁等不良情绪。评估家属对疾病的认识程度和态度,以及家庭、社会的支持情况。痰量多或咯血的患者应安排专人护理并安慰患者。咯血后嘱患者漱口,擦净血迹,防止因口咽部异味刺激引起剧烈咳嗽而诱发再度咯血。及时清理患者咯出的血块及污染的衣物、被褥,有助于稳定患者情绪,增加安全感,避免因精神过度紧张而加重病情。对精神极度紧张、咳嗽剧烈的患者,可遵医嘱给予小剂量镇静药或镇咳剂。

六、健康指导

教会患者清除痰液的方法。积极预防呼吸道感染,避免受凉、酗酒以及吸烟,减少刺激性气体吸入等。

第四章

消化内科护理

第一节　消化性溃疡

消化性溃疡指发生在胃十二指肠的慢性溃疡,即胃溃疡和十二指肠溃疡。

一、病因

(1)幽门螺杆菌感染。

(2)非甾体抗炎药如阿司匹林、吲哚美辛。

(3)胃酸及胃蛋白酶对黏膜自身消化。

(4)其他因素:吸烟、遗传因素、胃和十二指肠运动异常、应激。

二、临床表现

(一)症状

(1)腹痛:钝痛、灼痛、胀痛甚至剧痛,或呈饥饿样不适感。胃溃疡疼痛多在餐后 0.5～1 小时出现,十二指肠溃疡疼痛多在餐后 3～4 小时出现,称空腹痛。

(2)患者有反酸、嗳气、恶心、呕吐、食欲减退、唾液分泌增多等胃肠道症状,也可有失眠、多汗、脉缓等自主神经功能失调的表现。

(二)体征

活动期可有上腹部压痛,压痛点比较固定和局限,伴或不伴局部肌紧张,程度较轻。缓解期则无明显体征。如有反跳痛和肌紧张等则提示溃疡穿孔伴有周围组织炎症反应。

三、治疗原则及要点

治疗原则为消除病因、愈合溃疡、控制症状、防止复发和避免并发症。消化性溃疡如果没有并发症,大多数无须进行手术治疗,因术后有时会出现术后并发症和后遗症,所以应采取谨慎态度。外科治疗仅限于上消化道大出血、溃疡穿孔和瘢痕性幽门梗阻等并发症患者。

(1)消除病因:停用对胃有刺激的药物,改变不良嗜好,戒烟、酒等。

(2)应用抑酸药物控制症状,如泮托拉唑,奥美拉唑。

(3)口服丽珠胃三联根除幽门螺杆菌。

四、护理评估

(一)健康史

(1)询问有关疾病的诱因和病因。收集患者疼痛(性质、部位、程度、与饮食和睡眠的关系)、药物使用情况、饮食习惯、饮酒史、吸烟史、生活方式(工作、休闲、运动、压力和日常应对措施)及消化性溃疡疾病的相关知识。

(2)询问疼痛发作过程。

(3)相关病史:本病病程长,有周期性发作和节律性疼痛的特点,如不重视预防和正规治疗,病情可反复发作并产生并发症,故应评估患者及家属对疾病的认识程度。

(二)身体评估

1.一般状态

有无消瘦、贫血面貌,有无痛苦表情,生命体征是否正常,有无反酸、嗳气等胃肠道症状,有无失眠、多汗等自主神经功能失调的表现。

2.专科评估

有无上腹部固定压痛点,有无压痛、反跳痛和肌紧张,有无胃肠蠕动波。

3.心理-社会评估

评估患者的生活方式、家庭状况和职业,同时判定生活环境中的压力源及解决压力的应对方式。评估患者及家属对疾病的认识程度,评估患者有无焦虑或恐惧等心理,社会的支持状况如何,患者得到的社区保健资源和服务如何。

(三)辅助检查

(1)胃镜和胃黏膜活组织检查:胃镜可见溃疡多呈圆形、椭圆形或线形,边缘光滑,底部有灰白色或灰黄色渗出物,溃疡周围黏膜可充血、水肿,可见皱襞向溃疡集中。

(2)X线钡餐检查:有无龛影及其部位。

(3)幽门螺杆菌检测是否为阳性。

(4)粪便潜血试验阳性提示溃疡有活动。

(5)血常规:有无血红蛋白和红细胞计数减少。

五、护理措施

(一)休息与体位

急性期患者应卧床休息;合并有上消化道大出血时应绝对卧床休息;恢复期患者可适量运动,避免过度劳累。

(二)饮食护理

指导患者饮食规律。溃疡活动期患者不适时可少量进食,不宜过饱。选择易消化、营养丰富的饮食,避免刺激性食物、饮料,戒烟、酒,食物勿过热、过冷。若合并上消化道出血、消化道梗阻、穿孔时,应禁食。

(三)病情观察

(1)观察生命体征的改变,重点观察腹痛的性质、部位、时间,呕吐物及粪便的颜色、性质、次数和量并做好记录。发现异常及时告知医师立即处理。

(2)并发症的观察:若患者出现面色苍白、头晕、冷汗、脉搏细速、血压下降,提示有出血;若患者上腹剧痛、腹肌强直伴反跳痛提示穿孔;若患者上腹疼痛失去规律且粪便潜血持续阳性,进行性消瘦,贫血,提示有癌变的可能。若怀疑有外科急腹症时,禁用镇痛药,待排除后,方可行腹部热敷或按医嘱给予药物治疗。

(四)药物治疗护理

遵医嘱用药,解痉药应餐前1小时服用;抗酸药应饭后2小时和睡前嚼服,避免与奶制品、酸性食物及饮料同服;质子泵抑制药应在餐中或餐后立即服用。注意有无口干、视物模糊、尿潴留、腹泻、头晕等不良反应。

(五)心理护理

消除患者焦虑、急躁情绪,保持其乐观心态。

六、健康指导

(一)疾病知识指导

(1)应注意避免暴饮暴食,进食时注意细嚼慢咽,避免物理性刺激和化学性刺激的食物,建立合理的饮食习惯和结构。

(2)鼓励患者戒除烟、酒。

(3)在好发季节注意观察疾病症状的发生,如有症状应立即服药。

(4)如疼痛节律发生改变或出现呕血、黑便时应立即就医。

(二)康复指导

指导和教会患者如何服用药物及注意药物常见的不良反应,并告知其不能随便停药或减量,以防酸反弹导致溃疡复发。在日常疼痛和发热的治疗上,鼓励患者使用甾体抗炎药。慎用或勿用致溃疡药物,如阿司匹林、咖啡因、泼尼松等,必须使用的患者可遵医嘱换用对胃黏膜损伤小的同类药物。

(三)出院指导

术后患者应少食多餐,定时定量,进餐时不宜喝水,选择合适的锻炼方式,提高机体抵抗力,定期复诊,剧烈疼痛时及时就诊。

第二节　慢性胃炎

慢性胃炎是由各种病因引起的胃黏膜慢性炎症。

一、病因

幽门螺杆菌感染、十二指肠-胃反流、自身免疫、年龄因素和胃黏膜营养因子缺乏。

二、临床表现

(一)症状

有症状者表现为消化不良的症状,如上腹痛(呈持续性胀痛、钝痛或烧灼痛)、饱胀、嗳气、反酸、恶心、食欲缺乏等症状。一般情况下这些症状无明显节律性,多数进食后较重,空腹时较舒适。

(二)体征

体征多不明显,有时可有上腹部轻压痛。

三、治疗原则及要点

消除和避免引起胃炎的有害因素,根除幽门螺杆菌,给予胃黏膜保护药和对症治疗。

(一)对因治疗

幽门螺杆菌感染时口服丽珠胃三联;胃食管反流时使用助消化及改善胃动力药物;自身免疫可考虑用糖皮质激素;胃黏膜营养因子缺乏可补充复合维生

素,改善胃肠营养。

（二）对症治疗

适度抑制或中和胃酸,缓解症状、保护胃黏膜。

四、护理评估

（一）健康史

（1）询问有关疾病的病因及诱因;询问疼痛及伴随的症状。

（2）收集患者药物使用情况,是否长期大量服用非甾体抗炎药,是否服用抗高血压药、铁剂、糖皮质激素等药物。了解患者的饮食情况,是否长期摄食粗糙、过冷、过热和刺激性的食物,是否长期饮用咖啡、浓茶和烈酒,是否吸烟。

（3）相关病史:询问患者曾患过哪些疾病,如肝硬化门静脉高压症、慢性右心衰竭、高血压、动脉硬化、糖尿病、肾功能不全、尿毒症等,了解患者家族中有无患有慢性胃炎同类疾病。

（二）身体评估

1.一般状态

评估患者腹痛的部位、性质和程度;观察呕吐物和粪便的颜色、量、次数和性状;观察患者有无食欲缺乏、反酸、嗳气、腹胀等消化不良的症状;自身免疫性胃炎的患者应观察有无贫血及其程度、体重下降等情况,监测血红蛋白和血清清蛋白的变化;急性胃出血者应观察其生命体征、温度、尿量、皮肤弹性等。

2.专科评估

有无上腹部轻压痛。

3.心理-社会评估

评估患者心理状态,有无长期精神紧张、抑郁、情绪波动等状况发生。

（三）辅助检查

（1）胃镜和胃黏膜活组织检查:有无非萎缩性胃炎与萎缩性胃炎的镜下表现,胃黏膜活组织检查有无炎症、萎缩和肠化生。

（2）幽门螺杆菌检测是否为阳性。

五、护理措施

（1）患者应注意休息,减少活动,因急性应激造成者应卧床休息。

（2）饮食应有规律。以少渣、高热量、高维生素、高蛋白质、易消化的温凉饮食为宜,避免刺激性食物,急性大出血或呕吐频繁时应禁食。

（3）患者出现腹痛、恶心、呕吐等症状时,注意观察腹痛的部位、性质、持续时间,呕吐物的颜色、性质及量,及时告知医师,做出相应处理。

(4)禁用或慎用对胃黏膜有刺激的药物。

(5)抑制胃酸药物于饭前服用,抗生素类药物于饭后服用。

(6)讲解药物的作用、不良反应及服用注意事项。

六、健康指导

(一)疾病知识指导

(1)介绍本病的发生原因和预后,避免诱因。

(2)注意劳逸结合,保持心情愉快,避免过劳及餐后从事重体力活动。

(3)鼓励患者戒除烟、酒。

(4)建立合理的饮食习惯和结构,如避免进食各种刺激性的食物和过冷、过酸、过辣、过硬、过咸、过甜及过分粗糙的食物,注意定时定量和细嚼慢咽等;注意饮食卫生。

(二)康复指导

教育患者保持良好心理状态,平时生活要有规律,合理安排工作和休息时间,注意劳逸结合,积极配合治疗。向患者及家属介绍所服药物的作用、剂量、疗程及常见的不良反应等,指导患者遵医嘱按时服药,不能随便停药或减量,慎用或勿用非甾体抗炎药等损害胃黏膜的药物。

(三)出院指导

根据患者的病因、具体情况进行指导,如避免使用对胃黏膜有刺激性的药物,必须使用时应同时服用制酸剂或胃黏膜保护剂。并指导患者避免诱因,向患者介绍药物的不良反应,如有异常及时复诊,定期门诊检查。

第三节 肝 硬 化

肝硬化是各种慢性肝病发展的晚期阶段。病理上以肝脏弥漫性肝纤维化、再生结节和假小叶形成为特征。临床上,起病隐匿,病程发展缓慢,晚期以肝功能衰竭和门静脉高压为主要表现,常出现多种并发症。

一、病因

病毒性肝炎、慢性酒精中毒、胆汁淤积、药物或工业毒物、肝脏血液循环障碍、遗传和代谢性疾病、非酒精性脂肪性肝炎、血吸虫病、免疫紊乱、隐源性肝硬化。

二、临床表现

(一)症状

消化吸收不良、乏力、消瘦、黄疸、出血和贫血、内分泌失调等。

(二)体征

脾大、侧支循环建立、腹水。

三、治疗原则及要点

保护或改善肝功能:去除或减轻病因、慎用损伤肝肾的药物、维护肠内营养、保护肝细胞。

(1)非手术治疗:药物治疗、腹水治疗。

(2)手术治疗:门体分流术、断流手术、脾切除术、肝移植。

四、护理评估

(一)健康史

(1)应收集患者的年龄、性别和职业,特别是患者是否有暴露于有毒物质的情况。了解患者的饮酒史,包括饮酒的历史和饮酒量。了解患者既往的健康状况,如是否患过病毒性肝炎、胆道疾病,是否输过血,是否有充血性心力衰竭或呼吸系统疾病而未给予恰当治疗,是否患有遗传和代谢性疾病,是否患有血吸虫病。

(2)评估患者目前的症状和体征,如有无乏力、食欲缺乏、腹胀、恶心、呕吐、出血倾向、贫血、肝掌、蜘蛛痣、门静脉高压症等表现。了解患者的饮食习惯和特殊嗜好。

(3)相关病史:评估患者有无引起肝硬化的病因,如有无病毒性肝炎、酒精中毒、胆汁淤积、循环障碍、接触工业毒物或药物等。

(二)身体评估

1.一般状态

有无意识障碍;有无肝病面容;有无蜘蛛痣、出血点、肝掌及男性乳房发育;有无黄疸;是否消瘦,有无水肿;有无尿量减少、尿色是否正常;呼吸的频率和节律有无改变。

2.专科评估

有无腹壁静脉显露或曲张;有无腹水征,如移动性浊音阳性、脐疝、腹部膨隆、腹壁紧张度增加、腹式呼吸减弱;检查肝脾大小、表面情况、质地及有无压痛。

3.心理-社会评估

肝硬化病程漫长,随病情发展而加重,患者会逐渐丧失工作能力,并因久治不愈而影响家庭生活、导致经济负担沉重等,使患者及其家属出现各种心理问题和应对行为的不足,如出现焦虑、抑郁、悲观等情绪,与医护人员不配合或过分依赖医护人员。如患者出现性格、行为的改变,应注意与并发肝性脑病时的精神障碍相鉴别。在评估患者和家属的心理状态时,还要了解其对疾病的认识水平和应对能力以及家属对患者的态度和家庭经济状况。

(三)辅助检查

(1)血常规:红细胞、白细胞、血小板计数均减少。

(2)尿液检查:有无蛋白尿、血尿和管型尿。尿中有无胆红素、尿胆原是否增加。

(3)粪便检查:粪便潜血试验是否为阳性;是否有可见黑便。

(4)血生化检查:有无肝功能异常,有无电解质和酸碱平衡紊乱,有无血氨升高,有无氮质血症。

(5)腹水检查:腹水的性质是渗出液或漏出液,是否找到病原菌或肿瘤细胞。

(6)X线钡餐造影:有无门静脉高压征象。

五、护理措施

(一)心理护理

理解关心,指导家属给予患者情感及经济支持。

(二)肝性脑病先兆表现

观察患者有无情绪、性格、行为等改变。

(三)病情观察

(1)有无出血倾向:呕血、黑便、皮下出血等。

(2)严格记录出入量,定期测量腹围和体重,了解腹水的消长情况。

(四)休息与活动

(1)根据病情适当休息和活动。

(2)代偿期可参加活动,但避免过度疲劳。

(3)失代偿期以卧床休息为主,适当活动,以不感疲劳为宜。

(五)饮食指导

(1)给予高热量、高维生素、优质蛋白质、低脂、低盐饮食,避免粗糙食物。

(2)肝功能明显减退或有肝性脑病先兆者给予低蛋白饮食。

(3)腹水严重者,严格限制水、钠摄入,水<1 000 mL/d。

(六)腹水护理

(1)少量腹水者取平卧位,抬高下肢。

(2)控制水、钠摄入:少食高钠食物,可适量添加食醋、柠檬汁等调味,以增加食欲。

(七)用药护理

使用利尿剂时,注意维持水、电解质和酸碱平衡,利尿速度不宜过快,每周体重减轻 0.5 kg 为宜。

六、健康指导

(一)疾病知识指导

(1)向患者和家属说明饮食治疗的原则,应避免摄入大量蛋白质,避免粗糙、刺激性食物,以免诱发肝性脑病、大出血等并发症,而肝功能严重受损及分流术后的患者应限制蛋白质摄入。

(2)保持乐观、稳定的情绪,树立治病的信心。

(3)指导患者和家属重视对病毒性肝炎的防治,并积极戒酒,戒酒将有助于防止肝脏进一步纤维化和减少出血的发生。

(4)保证足够的休息,避免劳累和过度活动,逐步增加活动量,如出现头晕、心慌、出汗等症状,应卧床休息。

(5)避免咳嗽、打喷嚏、用力排便、提举重物等引起腹内压增高的因素,以免诱发曲张静脉破裂出血;选用软毛牙刷刷牙,避免牙龈出血,并注意防止外伤。

(6)指导患者及家属掌握出血先兆和肝性脑病的前驱症状,一旦发生应及时就诊。

(7)做好个人卫生,预防感染。

(二)康复指导

指导患者生活起居有规律,保证充足睡眠,合理配餐。讲解肝硬化的相关知识,避免病因和诱因,教会患者识别并发症的先兆表现,及早发现,及早就诊。告知患者切勿滥用保肝药物,禁止使用对肝脏有害的药物,应严格按医嘱用药,并详细介绍所用药物的名称、剂量、给药时间和方法,教会患者观察药物的不良反应,一旦出现及时就医。

(三)出院指导

严格按医嘱用药,避免服用对肝脏有损害的药物,教会患者观察药物疗效和不良反应,发现异常及时就诊。患者因皮肤瘙痒和长期卧床等因素,易发生皮肤破损和继发感染,故告知患者沐浴时应避免水温过高和使用刺激性强的皂类及沐浴液,沐浴后可用性质柔和的润肤品;皮肤瘙痒者勿用手抓搔,以免皮肤破损,可给予止痒处理。

第四节　急性胰腺炎

急性胰腺炎是指多种病因导致胰酶在胰腺内被激活从而引起胰腺组织自身消化、水肿、出血甚至坏死的炎症反应。

一、病因

胆道疾病、过量饮酒和暴饮暴食、十二指肠液反流、创伤、胰腺血液循环障碍、饮食因素、感染因素、药物因素等。

二、临床表现

(一)症状

腹痛、腹胀、恶心、呕吐、发热、黄疸、休克及脏器功能衰竭。

(二)体征

1.腹膜炎体征

急性水肿性胰腺炎,压痛多局限于中上腹部,无明显腹肌紧张。急性出血坏死性胰腺炎,压痛明显,有肌紧张和反跳痛,逐渐波及全腹,肠鸣音减弱或消失,移动性浊音多为阳性。

2.皮下出血

少数患者于腰部、季肋部和下腹部皮肤出现大片青紫瘀斑,也有患者出现在脐周。主要由胰液外溢至皮下组织间隙,溶解皮下脂肪,使毛细血管破裂出血所致。

三、治疗原则及要点

治疗原则为减轻腹痛、减少胰腺分泌、防止并发症。

(一)非手术治疗

禁食、胃肠减压;补液、防治休克;抑制胰腺分泌和胰酶活性;镇痛、解痉;营养支持;预防和控制感染;中药治疗。

(二)手术治疗

清除胰腺或胰周坏死组织或进行规则性胰腺切除,腹腔灌洗引流。

四、护理评估

(一)健康史

(1)评估患者既往有无胆道疾病或慢性胰腺炎病史;近期有无腹部手术、外伤、感染及用药等诱因;评估患者的饮食习惯,有无长期大量饮酒、暴饮暴食等。

(2)评估患者有无腹痛、腹胀、恶心、呕吐、发热、血尿淀粉酶增高等症状。

(3)相关病史:询问患者既往有无胆道疾病、胰管梗阻、十二指肠邻近部位病变、有无大量饮酒及暴饮暴食等诱因。

(二)身体评估

1.一般状态

评估患者的意识、生命体征,有无呼吸窘迫综合征,如呼吸音减弱、口唇发绀、呼吸加快等;评估患者皮肤的温度、皮肤黏膜的色泽、尿量,是否有休克的表现及其程度。

2.专科评估

腹痛的部位、性质、程度及时间;腹胀的程度,是否伴有腹膜刺激征、肠鸣音的改变及移动性浊音;是否伴有呕吐,呕吐的次数、呕吐物的性状和量。

3.心理-社会评估

由于本病具有发病急、进展快、病情凶险且花费大等特点,常使患者及家属产生焦虑、恐惧、失眠等消极情绪。应评估患者的社会地位、工作职务、经济状况,对疾病治疗及预后的了解程度及其反应,对治疗、护理的配合,对长期接受治疗的心理反应,对防止胰腺炎复发和有关疾病康复知识的掌握情况,以及家属是否能为患者提供精神和物质的支持。

(三)辅助检查

(1)血清淀粉酶超过 500 U 即可确诊。

(2)血常规:白细胞总数和分叶增高。

(3)X 线检查:胸、腹平片对诊断有无胸腔积液、肠梗阻有帮助。

(4)CT 检查:有助于胰腺水肿或坏死及程度的判断。

五、护理措施

(一)心理护理

对患者给予安抚,采取松弛疗法,消除其恐惧感。

(二)病情观察

(1)严密观察生命指征、神志及尿量的变化。

(2)观察呕吐物或胃肠减压引流物的性状和量,记录 24 小时出入量。

(3)观察腹痛部位、性质、持续时间,有无腹肌紧张、压痛、反跳痛,如有此症状则提示并发腹膜炎,应立即报告医师,对症处理。

(4)遵医嘱定时采集血、尿标本,观察血、尿淀粉酶,血清电解质变化。

(三)舒适卧位

绝对卧床休息,协助采取舒适体位,减轻腹痛,加设床档,防止坠床。

(四)饮食护理

(1)急性期禁食,必要时胃肠减压,禁食时每天补液 2 000～3 000 mL。

(2)症状消失,血、尿淀粉酶基本正常后可进少量清淡流食,逐渐改成半流质饮食,少量多餐。

(五)胃肠减压护理

保持负压,定时观察引流液的性状和量,保持引流通畅,防止管道受压、滑脱。

六、健康指导

(一)疾病知识指导

向患者及家属讲解急性胰腺炎的有关知识,强调预防的重要性,积极治疗胆道疾病,戒酒,预防感染,防止诱发胰腺炎。介绍本病的主要诱因和疾病的过程,教育患者积极治疗胆道疾病,注意防治胆道蛔虫。

(二)康复指导

指导患者遵医嘱服药并了解服药须知,如药名、作用、每次剂量、用药途径、不良反应和注意事项。指导患者及家属掌握饮食卫生知识,患者平时应养成规律进食习惯,避免暴饮暴食。腹痛缓解后,应从少量低脂、低糖饮食开始逐渐恢复正常饮食,忌油腻,应避免刺激性强、产气多、高脂肪和高蛋白食物,戒除烟、酒,防止复发。

(三)出院指导

出院后 4～6 周避免过度疲劳和举重物。要保持良好的情绪,充分休息,适当参加活动,做到劳逸结合。教会患者自我观察,定期复查。如发现腹部肿块逐渐增大,并有腹痛、腹胀、呕吐等症状,需及时就医。注意腹部保暖,出现恶心、呕吐、腹痛等症状时,应及时就诊。

第五章

神经内科护理

第一节 脑 梗 死

脑梗死又称缺血性脑卒中,是指各种原因所致脑部血液供应障碍,导致局部脑组织缺血、缺氧性坏死,而出现相应神经功能缺损的一类临床综合征。脑梗死是卒中最常见类型,占 70%～80%。依据局部脑组织发生缺血坏死的机制可将脑梗死分为 3 种病理生理学类型:脑血栓形成、脑栓塞和血流动力学机制所致的脑梗死。

本节将以脑血栓形成为重点,介绍不同类型脑梗死。

脑血栓形成是脑梗死常见的类型,动脉硬化是本病的根本病因,因此,临床上脑血栓形成主要指大动脉粥样硬化性脑梗死。

一、病因与发病机制

(一)脑动脉粥样硬化

脑动脉粥样硬化为脑血栓形成最常见和基本的病因,常伴有高血压,且两者互为因果。糖尿病和高脂血症可加速脑动脉粥样硬化的进程。

(二)动脉炎

结缔组织病、细菌、病毒、螺旋体感染等均可导致动脉炎症,使管腔狭窄或闭塞。

(三)其他

真性红细胞增多症、血小板增多症、弥散性血管内凝血、脑淀粉样血管病、颅内外夹层动脉瘤等。

二、临床表现

脑梗死的临床表现与梗死部位、受损区侧支循环等有关。

(一)临床特点

(1)多见于 50 岁以上有动脉粥样硬化、高血压、高血脂、糖尿病者。

(2)安静或休息状态发病,部分患者发病前有肢体麻木、无力等前驱症状或短暂性脑缺血发作。

(3)起病缓慢,症状多在发病后 10 小时或 1~2 天达到高峰。

(4)以偏瘫、失语、偏身感觉障碍和共济失调等局灶定位症状为主。

(5)部分患者可有头痛、呕吐、意识障碍等症状。

(二)临床类型

根据起病方式和病程可分为以下几种临床类型。

1.完全型

起病后 6 小时内病情达到高峰,病情重,表现为一侧肢体完全瘫痪甚至昏迷。

2.进展型

发病后症状在 48 小时内逐渐进展或呈阶梯式加重。

3.缓慢进展型

起病 2 周后症状仍逐渐发展。多见于颈内动脉颅外段血栓形成,与全身或局部因素所致脑灌注减少有关。

4.可逆性缺血性神经功能缺失

症状和体征持续时间超过 24 小时,但在 3 周内完全恢复,不留任何后遗症。

三、辅助检查

(一)血液和心电图检查

血液和心电图检查有利于发现脑梗死的危险因素和病因,对鉴别诊断也有价值。包括血常规、血流变、血生化(血糖、血脂、肾功能、电解质)和凝血功能。

(二)神经影像学检查

神经影像学检查可直观显示脑梗死的范围、部位、血管分布、有无出血、病灶的新旧等。①发病后应尽快做 CT 检查,发病当天多无改变,但可除外脑出血,多数病例发病 24 小时后脑梗死区出现低密度灶。②MRI 可清晰显示早期缺血性梗死、脑干梗死、小脑梗死、静脉窦血栓形成等。③数字减影脑血管造影、磁共振血管成像等可发现血管狭窄、闭塞及其他血管病变,如动脉瘤、动静脉畸形、动脉炎和脑底异常血管网病(烟雾病)等。

(三)腰穿检查

腰穿检查仅在无条件进行 CT 检查,临床又难以区别脑梗死与脑出血时进行。

(四)经颅多普勒检查

经颅多普勒检查对评估颅内外血管狭窄、闭塞、痉挛或血管侧支循环建立情况有帮助。

四、治疗要点

本病的治疗原则是超早期、个体化和整体化治疗。

(一)急性期治疗

1.早期溶栓

从患者发病至静脉溶栓治疗开始时间应<4.5 小时,常用溶栓药物包括尿激酶和重组组织型纤溶酶原激活物。

2.调整血压

遵循个体化、慎重、适度原则。在发病 24 小时内,为改善缺血脑组织的灌注,维持较高的血压是非常重要的。通常只有当收缩压>200 mmHg 或舒张压>110 mmHg 时,才需要降低血压。

3.防治脑水肿

脑水肿多见于大面积脑梗死患者,脑水肿常于发病后 3～5 天达高峰。治疗目的是降低颅内压、维持足够脑灌注和预防脑疝发生。可应用 20%甘露醇、呋塞米、甘油果糖等药物。

4.控制血糖

急性期高血糖较常见,可以是原有糖尿病的表现或应激反应。应常规检查血糖,将血糖控制在 7.8～10 mmol/L。

5.抗血小板治疗

抗血小板治疗常用抗血小板聚集剂包括阿司匹林和氯吡格雷。未行溶栓治疗的急性脑梗死患者应在 48 小时之内尽早服用阿司匹林,一般不在溶栓治疗后 24 小时内使用抗血小板或抗凝治疗,以免增加脑出血风险。

6.抗凝治疗

抗凝治疗主要包括肝素、低分子肝素和华法林。一般不推荐急性期应用抗凝药来预防卒中复发、阻止病情恶化或改善预后。但对于合并高凝状态,有深静脉血栓形成和肺栓塞的高危患者,可以预防性使用抗凝治疗。

7.脑保护治疗

脑保护剂包括自由基清除剂、阿片受体阻滞剂、钙通道阻滞剂、兴奋性氨基酸受体阻断剂和镁离子等。脑保护剂可通过降低脑代谢、干预缺血引发细胞毒性机制减轻缺血性脑损伤。

8.外科或介入治疗

对幕上大面积脑梗死伴有严重脑水肿、占位效应和脑疝形成征象者,可行去骨瓣减压术;小脑梗死使脑干受压导致病情恶化时,可行抽吸梗死小脑组织和后颅窝减压术以挽救患者生命。颈动脉狭窄＞70％的患者可考虑行颈动脉内膜切除术、血管成形术和血管内支架植入术。

9.康复治疗

康复治疗应早期进行,并遵循个体化原则,制订早期和长期计划,分阶段、因地制宜地选择治疗方法,对患者进行针对性体能和技能训练,降低致残率,增进神经功能恢复,提高患者生活质量,使其早日重返社会。

(二)恢复期治疗

通常卒中发病2周后即进入恢复期。对于病情稳定的急性卒中患者,应尽可能早期安全启动卒中二级预防,包括:①控制卒中危险因素;②抗血小板治疗;③抗凝治疗;④康复治疗。

五、护理措施

(一)病情观察

(1)密切观察患者病情变化,如再次出现偏瘫或原症状加重等情况时,考虑是否原梗死灶扩大及合并颅内出血,应立即报告医师。

(2)症状、体征的观察:定时监测患者生命体征和意识、瞳孔的变化,尤其要使血压维持在略高于病前水平;若发现颅内压升高症状,按医嘱快速静脉滴注脱水剂。

(二)安全护理

防止患者坠床和跌倒。床铺高度要适中,应有保护性床栏;躁动患者应适当约束;建立"无障碍通道";走廊、厕所要装扶手;保持地面干燥,注意防湿、防滑,去除门槛。

(三)用药护理

1.溶栓和抗凝药物

严格掌握药物剂量,监测出凝血时间和凝血酶原时间,观察有无黑粪、牙龈出血、皮肤瘀点、瘀斑等出血表现。密切观察患者症状和体征的变化,观察有无并发颅内出血,观察有无栓子脱落所致其他部位栓塞的表现。

2.甘露醇

监测患者尿量及尿液颜色,准确记录 24 小时出入水量;观察患者有无药物结晶阻塞肾小管所致少尿、血尿等急性肾衰竭的表现;观察患者有无头痛、呕吐、意识障碍等低颅压综合征的表现。

(四)吞咽障碍的护理

1.吞咽功能的评估

观察患者能否经口进食及进食类型(固体、流质、半流质)、进食量和进食速度,饮水时有无呛咳;评估患者吞咽功能。

2.饮食护理

(1)体位选择:能坐者取坐位进食,头略前屈,不能坐起者将床头摇起 30°,头下垫枕,头部前屈,可以减少误吸的危险。

(2)食物的选择:选择营养丰富、易消化的清淡食物,食物要柔软,其密度与性状应均一,不易松散,有一定黏度,但不易粘在黏膜上,便于患者吞咽。

(3)对不能吞咽的患者,应给予鼻饲饮食,加强留置胃管的护理。

3.防止窒息

进食前应注意休息,保持进餐环境的安静、舒适,减少进餐时环境中分散注意力的干扰因素。床旁备吸引装置,及时清理口、鼻腔内分泌物和呕吐物,保持呼吸道通畅,预防窒息和吸入性肺炎。

(五)康复护理

早期给予康复干预有助于抑制和减轻肢体痉挛姿势的出现与发展,能预防并发症、促进康复、减轻致残程度和提高生活质量。康复护理包括重视患侧刺激,保持良好的肢体位置,体位变换,床上运动训练等。

(六)健康教育

1.积极防治危险因素

控制血压、血糖、血脂、冠心病、肥胖症等,遵医嘱规律用药。定期做健康检查,早发现、早治疗。

2.生活、饮食指导

起居规律,克服不良嗜好,忌烟、酒,合理饮食,以低盐、低脂、低热量、高维生素的清淡饮食为宜,多吃新鲜蔬菜、水果、谷类、鱼类和豆类,保证能量供需平衡。

3.预防直立性低血压

老年人在日常睡醒时不要急于起床,最好静卧 5~10 分钟后缓慢起床,以防直立性低血压致脑血栓形成。平时适度参加一些体育活动,以促进血液循环。

4.康复训练

教会患者和家属康复治疗的知识和功能锻炼的方法,鼓励患者做力所能及的事情,不要过分依赖家人,增强自我照顾能力。

第二节　脑　出　血

脑出血是指非外伤性脑实质内出血,发病率为每年(60～80)/10万,在我国占全部脑卒中的20%～30%。虽然脑出血发病率低于脑梗死,但其致死率却高于后者,急性期病死率为30%～40%。

一、病因与发病机制

(一)病因

脑出血最常见的病因是高血压合并细小动脉硬化,其他病因包括脑动脉粥样硬化、颅内动脉瘤和动静脉畸形、脑动脉炎、脑淀粉样血管病变、血液病(如白血病、再生障碍性贫血、血小板减少性紫癜、血友病、红细胞增多症等)、抗凝或溶栓治疗等。

(二)发病机制

高血压脑出血的主要发病机制是脑内细小动脉在长期高血压作用下发生慢性病变破裂所致。颅内动脉具有中层肌细胞和外弹力层缺失的特点。长期高血压可使脑细小动脉发生玻璃样变性、纤维素样坏死,甚至形成微动脉瘤或夹层动脉瘤,在此基础上血压骤然升高时易导致血管破裂出血。

二、临床表现

脑出血常发生于中老年人,男性略多见,北方多于南方,冬春季发病较多,多有高血压病史,常在情绪激动、用力排便、饱餐、剧烈运动时发生,数分钟到数小时达高峰。因出血部位及出血量不同而临床表现各异。

(一)基底核区出血

1.壳核出血

壳核出血最常见,占脑出血病例的50%～60%,是由于豆纹动脉尤其是其外侧支破裂所致。常有对侧偏瘫、偏身感觉缺失和同向性偏盲表现,优势半球受累可有失语表现。

2.丘脑出血

丘脑出血占脑出血病例的 10％～15％,是由于丘脑膝状体和丘脑穿通动脉破裂所致。丘脑出血的特征是上视麻痹、瞳孔缩小和对光反射丧失。丘脑出血经常造成邻近结构损害,出现眼球向病灶对侧注视、失语(优势侧半球受累)、偏瘫(多为下肢重于上肢)和对侧半身深浅感觉减退,感觉过敏或自发性疼痛。

3.尾状核头出血

尾状核头出血较少见,多由高血压动脉硬化和血管畸形破裂所致。常有头痛、呕吐、颈强直、精神症状,神经系统缺损症状并不多见。

(二)脑叶出血

脑叶出血占脑出血的 5％～10％,出血以顶叶最常见,其次为颞叶、枕叶、额叶,也可多发脑叶出血。

1.额叶出血

患者前额痛、呕吐、痫性发作较多见,会有对侧偏瘫、共同偏视、精神障碍,优势半球出血时可出现运动性失语。

2.顶叶出血

患者偏瘫较轻,而偏侧感觉障碍显著,对侧下象限盲,优势半球出血时可出现混合性失语。

3.颞叶出血

颞叶出血表现为对侧中枢性面舌瘫及上肢为主的瘫痪,对侧上象限盲,优势半球出血时可出现感觉性失语或混合性失语;可有颞叶癫痫、幻嗅、幻视等症状。

4.枕叶出血

对侧同向性偏盲,并有黄斑回避现象,可有一过性黑矇和视物变形,多无肢体瘫痪。

5.较大的脑叶出血

较大的脑叶出血会累及两个或多个脑叶,出现严重的神经功能缺损和意识障碍。

(三)脑桥出血

脑桥出血约占脑出血的 10％,多由基底动脉脑桥支破裂所致。出血量少时患者可意识清楚,可出现交叉性瘫痪、偏瘫或四肢瘫,眩晕、复视、眼球不同轴,可表现为同侧凝视麻痹和周围性面瘫、对侧偏瘫,外展及面神经交叉瘫;出血量大时,患者迅速进入昏迷,可出现双侧针尖样瞳孔,呕吐咖啡样胃内容物,中枢性高热及中枢性呼吸障碍,四肢瘫痪和去大脑强直,多在 48 小时内死亡。

(四)中脑出血

中脑出血少见,患者突然出现复视、眼睑下垂,一侧或两侧瞳孔扩大、眼球不同轴、水平或垂直眼震、同侧肢体共济失调,严重者很快出现意识障碍、去大脑强直,可迅速死亡。

(五)小脑出血

小脑出血约占脑出血的10%,多由小脑上动脉分支破裂所致。患者起病突然,发病时意识清楚,眩晕明显,频繁呕吐,枕部疼痛,无肢体瘫痪,瞳孔往往缩小,一侧肢体笨拙,行动不稳,共济失调,眼球震颤;晚期病情加重,意识模糊或昏迷,瞳孔散大,中枢性呼吸障碍,最后死于枕骨大孔疝。

(六)脑室出血

脑室出血占脑出血的3%~5%,小量脑室出血患者常有头痛、呕吐、脑膜刺激征,一般无意识障碍及局灶性神经缺损体征。大量脑室出血患者常起病急骤、迅速出现昏迷,频繁呕吐,针尖样瞳孔,眼球分离斜视或浮动,四肢弛缓性瘫痪,可有去大脑强直、呼吸深大,鼾声明显,体温明显升高,多迅速死亡。

三、辅助检查

(一)头颅 CT 检查

头颅 CT 检查是确诊脑出血的首选检查方法,可清晰并准确显示出血部位、出血量大小、血肿形态、脑水肿情况及是否破入脑室等,发病后即刻出现边界清楚的高密度影像。

(二)头颅 MRI 和磁共振血管成像检查

头颅 MRI 和磁共振血管成像检查对发现结构异常,明确脑出血的病因很有帮助,对检出脑干、小脑的出血灶和监测脑出血的演进过程优于 CT 扫描,对急诊脑出血诊断不及 CT。磁共振血管成像可发现脑血管畸形、血管瘤等病变。

(三)脑脊液检查

脑出血患者一般无须进行腰椎穿刺检查,以免诱发脑疝,如需排除颅内感染和蛛网膜下腔出血,可谨慎进行。

(四)数字减影脑血管造影检查

数字减影脑血管造影可清楚显示异常血管和造影剂外漏的破裂血管及部位。易于发现脑动脉瘤、脑血管畸形等脑出血的原因。

(五)其他检查

其他检查包括血常规、血液生化、凝血功能、心电图检查和胸部 X 线摄片检查等,有助于了解患者的全身状态。

四、治疗

治疗原则为安静卧床、脱水降颅压、调整血压、防止继续出血、减轻血肿所致继发性损害、促进神经功能恢复、防治并发症,以挽救生命、降低病死率、残疾率和减少复发。

(一)调整血压

脑出血常伴颅内高压,此时高血压是维持有效脑灌流所必需的,过分降血压可能会减少脑灌流,加重脑水肿。因此,脑出血急性期一般不予应用降压药物,而以脱水降颅压治疗为基础。但血压过高时,可增加再出血的风险,应积极控制血压。通常只有当收缩压>200 mmHg 或舒张压>110 mmHg 时,才需要降血压,使血压维持在略高于发病前水平或 180/105 mmHg 左右。

(二)降低颅内压

脑水肿颅内压升高是影响急性出血性卒中预后最重要因素。降低颅内压是治疗急性出血性脑血管病的关键。目的在于减轻脑水肿,防止脑疝形成。目前最常用的是高渗脱水剂和利尿剂,可应用 20% 甘露醇、呋塞米、甘油果糖等药物。

(三)止血治疗

止血药物如 6-氨基己酸、氨甲苯酸、巴曲酶等对高血压动脉硬化性出血的作用不大。如果有凝血功能障碍,可针对性给予止血药物治疗。

(四)亚低温治疗

亚低温治疗是脑出血的辅助治疗方法,可减轻脑水肿,减少自由基生成,促进神经功能缺损恢复,改善患者预后,且无不良反应,安全有效。采用降温毯、降温仪、降温头盔等进行全身和头部局部降温,将温度控制在 32~35 ℃。

(五)外科治疗

严重脑出血危急患者生命时内科治疗通常无效,外科治疗则可挽救患者生命。主要手术方法包括去骨瓣减压术、小骨窗开颅血肿清除术、钻孔血肿抽吸术和脑室穿刺引流术等。

(六)康复治疗

脑出血后,只要患者生命体征平稳、病情不再进展,宜尽早进行康复治疗。早期分阶段综合康复治疗对恢复患者的神经功能,提高生活质量有益。

五、护理措施

(一)休息与安全

(1)急性期绝对卧床休息 2～4 周,抬高床头 15°～30°,以减少脑部的血流量,减轻脑水肿,但应避免过度搬动或抬高头部。

(2)病室环境安静舒适,减少探视,过度烦躁不安的患者可遵医嘱应用镇静药。

(3)各项治疗护理操作宜集中进行,以减少刺激。

(4)保持大便通畅,禁忌用力屏气排便,以防再次出血的发生。

(5)意识障碍或出现精神症状的患者,加保护性床档,必要时用约束带适当约束。

(二)饮食指导

昏迷或吞咽障碍者,发病第 2～3 天遵医嘱给予鼻饲饮食。意识清醒者如无吞咽困难,可给予易吞咽软食。不能坐起者将床头摇起 30°,进食宜缓慢,防止误吸引起窒息或肺部感染。床旁备吸引装置,及时清理口、鼻腔内分泌物和呕吐物,保持呼吸道通畅。

(三)病情观察

1.症状、体征的观察

密切观察患者病情变化,如发生意识障碍,常提示出血量大、继续出血或脑疝发生,应立即报告医师,并密切监测生命体征、意识、瞳孔、肢体功能等变化。

2.控制脑水肿

脑出血后 48 小时水肿达到高峰,维持 3～5 天或更长时间后逐渐消退。常用 20％的甘露醇 125 mL 静脉滴入,速度要快(20～30 分钟内滴完),观察尿量,如用药后 4 小时内尿量少于 250 mL,要慎重或停用。

(四)康复锻炼

脑出血稳定后宜尽早进行康复锻炼,包括肢体和语言功能的训练等,有助于预防并发症、促进康复、减轻致残程度和提高生活质量。

1.保持瘫痪肢体功能位置

进行关节按摩及被动运动以免肢体废用,病情稳定后可进行康复功能训练。

2.语言训练与肢体康复应同步进行

与患者进行语言交流,由简到繁、反复练习、持之以恒,并及时鼓励其进步,增强其康复的信心。

六、健康指导

(一)疾病预防指导

指导高血压患者避免引起血压骤然升高的各种因素,保持愉快的心情,稳定的情绪,避免过分喜悦、愤怒、激动、紧张、焦虑、恐惧、悲伤等不良心理;劳逸结合,生活要有规律,保证充足的睡眠,适当运动,避免体力和脑力过度劳累;低盐、低脂、高蛋白、高维生素饮食,戒烟、酒;保持大便通畅,养成定时排便的习惯。

(二)用药指导与疾病监测

遵医嘱正确服用药物,特别是降压药物的正确应用,以维持血压的稳定;调控血压及血糖、血脂在正常水平;教会患者和家属测量血压的方法。

(三)康复指导

教会患者和家属自我护理的方法及肢体、语言和感觉功能训练的方法和康复训练技巧,鼓励患者做力所能及的事情,不要过分依赖家人,增强自我照顾能力。

(四)定期随访

教会患者对疾病早期表现的识别,发现血压异常波动、剧烈头痛、头晕、肢体麻木无力、偏瘫或说话困难等症状,应立即到医院检查。

第三节 帕金森病

帕金森病(Parkinson's disease,PD)又称震颤麻痹,是一种常见于中老年的神经系统变性疾病,临床上以静止性震颤、运动迟缓、肌强直和姿势平衡障碍为主要特征。

一、病因与发病机制

本病的病因与发病机制迄今尚未明确,目前认为 PD 为多因素共同参与所致,可能与以下因素有关。

(一)年龄老化

PD 主要发生于中老年人,40 岁以前少见,而 60 岁以上人口的患病率高达 1%,提示老龄可能与发病有关。当黑质神经元细胞减少至 15%~50%,纹状体多巴胺递质减少 80% 以上时,PD 的临床症状才会出现,正常情况的年龄老化只是 PD 的促发因素。

(二)环境因素

流行病学调查显示,长期接触杀虫剂、除草剂或某些工业化学品等可能是PD发病的危险因素,环境因素已引起人们的重视。

(三)遗传因素

本病在一些家族中呈聚集现象,有报道10%左右的PD患者有家族史,包括常染色体显性遗传或常染色体隐性遗传。

PD患者的黑质受到严重损坏,多巴胺生成明显减少,使得纹状体失去抑制性作用,而乙酰胆碱的兴奋性则会相对增强,从而出现PD症状。

二、临床表现

(一)发病情况

(1)多见于60岁以上老年男性。

(2)起病隐匿,发展缓慢。

(3)首发症状多为震颤,其次为步行障碍、肌强直和运动迟缓。

(4)症状常由一侧上肢开始,逐渐波及同侧下肢、对侧上肢及对侧下肢。

(二)临床症状与体征

1.静止性震颤

静止性震颤常为首发症状,多从一侧上肢开始,呈现有规律的拇指对掌和手指屈曲的不自主震颤运动。具有静止时震颤明显,精神紧张时加重,随意动作时减轻,入睡后消失等特征,故称为"静止性震颤";随着病程的进展,震颤可逐步扩展到下颌、唇、面和四肢。

2.肌强直

肌强直表现为屈肌和伸肌张力同时增强,关节被动运动时始终保持阻力增强,类似弯曲软铅管的感觉,称"铅管样肌强直"。多数患者因伴有震颤,检查时可感觉在均匀的阻力中出现断续停顿,如同转动齿轮感,称为"齿轮样强直",这是由于肌强直与静止性震颤叠加所致。

3.运动迟缓

患者随意动作减少、主动动作减慢,多表现为起始动作困难和动作执行困难、缓慢,如起床、翻身、方向变换等动作均有困难;面肌强直使面部表情呆板,笑容出现和消失缓慢,瞬目动作减少等造成"面具脸";手指精细动作(如系鞋带、裤带等)难以完成;书写时字越写越小,称"写字过小征"。

4.姿势步态异常

由于四肢、躯干和颈部肌强直,患者站立时呈特殊屈曲体姿,迈步时身体前倾,行走时步距缩短,上肢协同摆动次数减少或消失;到晚期,患者有时在行走中全身僵硬,不能动弹,称"冻结"现象;行走常见碎步、往前冲,越走越快,不能立刻停步,呈现"慌张步态"。

5.其他

常见自主神经症状,如便秘、多汗、流涎、皮脂腺分泌亢进等。部分患者伴有睡眠障碍和(或)抑郁症。15%~30%的患者在晚期可出现智能障碍。

三、辅助检查

(一)血、脑脊液检查

常规化验一般无异常,若血常规明显升高,应考虑存在感染。脑脊液中的高香草酸含量可降低。

(二)影像学检查

CT、MRI 检查无特征性改变,正电子发射计算机断层技术或单光子发射计算机断层成像术检查有辅助诊断价值。

(三)基因检测

DNA 印迹技术、聚合酶链式反应、DNA 序列分析等对少数家族性 PD 患者有一定的检测作用。

四、治疗

PD 为进展性疾病,若不及时诊治,可因严重的肌强直和继发性关节强硬等迫使患者长期卧床而并发肺炎、压疮等,甚至危及生命,故应及时治疗。

(一)药物治疗

早期 PD 无须药物治疗,当疾病持续进展继而影响到患者的日常生活和工作,并引起患者明显的苦恼时,适当的药物治疗可不同程度地减轻症状。目前临床上以替代性药物如复方左旋多巴和抗胆碱药物治疗为主。

(二)外科治疗

对于长期药物治疗疗效明显减退,同时出现异动症的患者可以考虑行手术治疗,但手术治疗只能改善症状,并不能根治,术后仍需要配合药物治疗。手术方法有立体定向神经核毁损和脑深部电刺激术。

(三)康复治疗

进行肢体运动、进食等训练和指导可改善患者的生活质量,减少并发症,增强疗效。心理疏导和健康宣教也是 PD 综合治疗的重要措施。

五、护理措施

(一)一般护理

主动了解患者的需要,指导和鼓励患者自我护理,做自己力所能及的事;必要时协助患者洗漱、进食、沐浴、大小便,保证患者的舒适,预防并发症的发生。

1.个人卫生

对出汗多的患者,指导其穿柔软、宽松、透气的棉质衣物;经常清洁皮肤,勤换被褥、衣物,勤洗澡。

2.皮肤护理

对长期卧床的患者,皮肤护理尤为重要。要警惕压疮的发生,保持床单位整洁、干燥,帮助患者定时翻身、做好身体骨突隆起处的保护。

3.保持大小便通畅

(1)指导患者精神放松,进行腹部按摩、热敷以刺激排尿,必要时留置导尿管。

(2)对顽固性便秘者,应指导其多食用富含纤维素的食物,多吃新鲜的蔬菜水果,多喝水,按摩腹部可促进肠蠕动;必要时给予开塞露塞肛、灌肠或人工排便等护理。

4.提供生活方便

对行动不便、起坐困难者,可配备高位坐厕、高脚椅、高度适宜的床、手杖、床铺护栏、室内或走道扶手等必要辅助设施;提供便于穿脱的衣物、无须系鞋带的鞋子、大手柄的餐具等。

(二)运动护理

告知患者运动锻炼可以防止或推迟关节强直与肢体痉挛,有利于维持身体的灵活性,增加肺活量,防止便秘,增强自我照顾能力。

1.疾病早期

早期患者主要表现为震颤。鼓励、指导患者维持和增加业余爱好,鼓励患者参加各种形式的力所能及的活动,坚持适当的体育锻炼,如散步、打太极拳等,尽量保持身体和各关节的活动强度和最大活动范围。

2.疾病中期

对于已出现某些功能障碍或运动困难的患者要有计划地、循序渐进地进行锻炼,指导患者做一些简单而有效的运动,防止或减慢运动功能的衰退。另外通过指导患者做一些简单的鼓腮、噘嘴、伸舌、吹气等训练进行面部活动,以改善面部表情和吞咽困难现象,协调发音。

3.疾病晚期

晚期患者可发生显著的运动障碍,卧床不起,最后丧失生活自理能力,应帮助患者采取舒适的体位,被动活动关节,尽量保持关节的活动范围,注意动作轻柔,勿引起患者疼痛和骨折。

(三)安全护理

PD患者的震颤、肌强直及运动迟缓等症状,使患者时刻处于高危状态,如坠床、步行不稳而摔倒或自伤等,因此要注意加强安全防护。病房里物品摆放应固定有序,患者活动时应穿防滑鞋底,卫生间放上防滑垫,过道旁设安全扶手等。为端碗困难的患者准备带有大把手的不易碎的材质餐具,并指导患者谨防烫伤。

(四)心理护理

由于病程较长,病中出现流涎、震颤等自身形象的改变,患者易产生紧张、自卑、脾气暴躁及忧虑心理,甚至产生厌世、绝望的心理。指导家属关心体贴患者,鼓励患者自我护理,如吃饭、穿衣等,增加其独立性及自信心。

(五)用药指导

告知患者及家属本病需要长期或终身服药,让其了解药物治疗的原则,常用药物种类、名称、剂型、用药方法、服药注意事项、疗效及不良反应等,指导患者注意用药途中不良反应的观察和处理。

(六)饮食护理

(1)给予患者高热量、高维生素、低盐、低脂、适量优质蛋白的易消化饮食,并给予患者充足的时间和安静的环境缓慢用餐。

(2)对于咀嚼能力和消化功能减退的患者应给予易消化、易咀嚼、细软、无刺激性的软食或半流食。

(3)对于进食困难、饮水反呛的患者要防止经口进食引起的误吸、窒息或吸入性肺炎,床旁备吸引装置,及时清理口、鼻腔内分泌物和呕吐物,必要时遵医嘱插胃管给予鼻饲。

六、健康指导

(一)疾病预防指导

保持平和心态和有规律的生活,指导患者遇事要冷静、沉着应对,避免情绪大幅度波动;保证充足的休息与睡眠,有利于体力恢复;均衡饮食,预防便秘。

(二)康复指导

(1)坚持适当参加一些力所能及的活动与体育锻炼,指导患者根据病情及自己的体能,把握好方式、时间、强度等,以免运动量过大导致患者不适应反而加重病情。

（2）鼓励患者维持和培养兴趣爱好,树立自信。

（3）加强日常活动,动作、平衡功能及语言功能等康复训练,尽可能做到自理。

（4）卧床患者协助被动活动关节和按摩肢体,预防关节僵硬和肢体挛缩。

(三)用药指导

告知患者按医嘱正确用药和坚持用药及药物不良反应和处理方法;定期做健康检查,复查肝、肾功能,血常规和监测血压变化。

(四)照顾者指导

照顾者应关心体贴患者,协助进食、服药和日常生活照顾。细心观察病情,并及时识别病情变化,积极预防并发症;当患者出现发热、骨折、外伤、吞咽困难或运动障碍、精神智能障碍加重时应立即就医。

第四节　癫　　痫

癫痫是多种原因导致的脑部神经元高度同步化异常放电所引起的临床综合征,临床表现具有发作性、短暂性、重复性和刻板性的特点。临床上每次发作或每种发作的过程称为痫性发作。

一、病因与发病机制

(一)病因

癫痫不是独立的疾病,而是一组疾病或综合征。引起癫痫的病因非常复杂,根据病因学不同,癫痫可分为三大类。

1.症状性癫痫

症状性癫痫由各种明确的中枢神经系统结构损伤和功能异常引起,如脑肿瘤、脑外伤、脑血管病、中枢神经系统感染、寄生虫、遗传代谢性疾病、神经系统变性疾病等。

2.特发性癫痫

特发性癫痫病因不明,未发现脑部有足以引起癫痫发作的结构性损伤或功能异常,可能与遗传因素密切相关。

3.隐源性癫痫

隐源性癫痫病因不明,但临床表现提示为症状性癫痫,现有的检查手段不能发现明确的病因。其占全部癫痫的 60%～70%。

(二)发病机制

癫痫的发病机制非常复杂,至今尚未能完全了解其全部机制,但发病的一些重要环节已被探知。

1.痫性放电的起始

神经元异常放电是癫痫发病的电生理基础。

2.痫性放电的传播

异常高频放电反复通过突触联系和强化后的易化作用诱发周边及远处的神经元的同步放电,从而引起异常电位的连续传播。

3.痫性放电的终止

其目前机制尚未完全明了。

二、临床表现

(一)痫性发作

依据发作时的临床表现和脑电图特征可将痫性发作分为不同临床类型。

1.部分性发作

(1)单纯部分性发作:常以发作性一侧肢体、局部肌肉节律性抽动或感觉障碍为特征,发作时程短。

(2)复杂部分性发作:表现为意识障碍,多有精神症状和自动症。

(3)部分性发作继发全面性发作:上述部分性发作后出现全身性发作。

2.全面性发作

这类发作起源于双侧脑部,发作初期即有意识丧失,根据其临床表现的不同,可分为以下几方面。

(1)全面强直-阵挛发作:以意识丧失、全身抽搐为主要临床特征。早期出现意识丧失、跌倒,随后的发作过程分为 3 期:强直期、阵挛期和发作后期。发作过程可有喉部痉挛、尖叫、心率增快、血压升高、瞳孔散大、呼吸暂停等症状,发作后各项体征逐渐恢复正常。

(2)失神发作:典型表现为正常活动中突然发生短暂的意识丧失,两眼凝视且呼之不应,发作停止后立即清醒,继续原来的活动,对发作没有丝毫记忆。

(3)强直性发作:多在睡眠中发作,表现为全身骨骼肌强直性阵挛,常伴有面色潮红或苍白、瞳孔散大等症状。

(4)阵挛性发作:表现为全身骨骼肌阵挛伴意识丧失,见于婴幼儿。

(5)肌阵挛发作:表现为短暂、快速、触电样肌肉收缩,一般无意识障碍。

(6)失张力发作:表现为全身或部分肌肉张力突然下降,造成张口、垂颈、肢体下垂甚至跌倒。

3.癫痫持续状态

癫痫持续状态指一次癫痫发作持续 30 分钟以上,或连续多次发作致发作间期意识或神经功能未恢复至通常水平。可见于各种类型的癫痫,但通常是指全面强直-阵挛发作持续状态。可因不适当地停用抗癫痫药物或治疗不规范、感染、精神刺激、过度劳累、饮酒等诱发。

(二)癫痫综合征

癫痫综合征为特定病因引发的由特定症状和体征组成的癫痫。

三、辅助检查

(一)脑电图检查

脑电图检查是诊断癫痫最有价值的辅助检查方法,典型表现是尖波、棘波、棘-慢或尖-慢复合波。

(二)血液检查

通过血糖、血常规、血寄生虫等检查,可了解有无低血糖、贫血、寄生虫病。

(三)影像学检查

应用数字减影脑血管造影、CT、MRI 等技术可发现脑部器质性病变,为癫痫的诊断提供依据。

四、治疗要点

目前癫痫治疗仍以药物治疗为主,药物治疗应达到 3 个目的:①控制发作或最大限度地减少发作次数;②长期治疗无明显不良反应;③使患者保持或恢复其原有的生理、心理和社会功能状态。

(一)病因治疗

祛除病因,避免诱因。如全身代谢性疾病导致的癫痫应先纠正代谢紊乱,睡眠不足诱发的癫痫要保证充足的睡眠,对于颅内占位性病变引起的癫痫应首先考虑手术治疗,对于脑寄生虫病行驱虫治疗。

（二）发作时治疗

立即让患者就地平卧，保持呼吸道通畅，及时给氧；防止外伤，预防并发症；应用药物预防再次发作，如地西泮、苯妥英钠等。

（三）发作间歇期治疗

合理应用抗癫痫药物，常用的抗癫痫药物有地西泮、氯硝西泮、卡马西平、丙戊酸、苯妥英钠、苯巴比妥、扑痫酮、拉莫三嗪、奥卡西平、左乙拉西坦、加巴喷丁等。强直性发作、部分性发作和部分性发作继发全面性发作首选卡马西平；全面强直-阵挛发作、典型失神、肌阵挛发作、阵挛性发作首选丙戊酸。

（四）癫痫持续状态的治疗

保持稳定的生命体征和进行性心肺功能支持；终止呈持续状态的癫痫发作，减少癫痫发作对脑部神经元的损害；寻找并尽可能根除病因及诱因；处理并发症。可依次选用地西泮、异戊巴比妥钠、苯妥英钠和水合氯醛等药物。及时纠正血酸碱度和电解质失衡，发生脑水肿时给予甘露醇和呋塞米注射，注意预防和控制感染。

（五）其他治疗

对于药物难治性、有确定癫痫灶的癫痫可采用手术治疗，中医针灸治疗对某些癫痫也有一定疗效。

五、护理措施

（一）一般护理

（1）饮食：为患者提供充足的营养，癫痫持续状态的患者可给予鼻饲，嘱发作间歇期的患者进食清淡、无刺激、营养丰富的食物。

（2）休息与运动：癫痫发作后宜卧床休息，平时应劳逸结合，保证充足的睡眠，生活规律，避免不良刺激。

（3）纠正水、电解质及酸碱平衡紊乱，预防并发症。

（二）病情观察

密切观察患者的生命体征、意识状态、瞳孔变化、大小便等情况；观察并记录发作的类型、频率和持续时间；观察发作停止后意识恢复的时间，有无疲乏、头痛及行为异常。

（三）安全护理

告知患者有发作先兆时立即平卧。活动中发作时，立即将患者置于平卧位，避免摔伤。摘下眼镜、手表、义齿等硬物，用软垫保护患者关节及头部，必要时用约束带适当约束,避免外伤。用牙垫或厚纱布置于患者口腔一侧上下磨牙间,防止口、舌咬伤。发作间歇期,应为患者创造安静、安全的休养环境,避免或减少诱因,防止意外的发生。

(四)保持呼吸道通畅

发作时立即解开患者领扣、腰带以减少呼吸道受压,及时清除口腔内食物、呕吐物和分泌物,防止呼吸道阻塞。让患者平卧、头偏向一侧,必要时用舌钳拉出舌头,避免舌后坠阻塞呼吸道。必要时可行床旁吸引和气管切开。

(五)用药护理

有效的抗癫痫药物治疗可使80%的癫痫发作得到控制。告诉患者抗癫痫药物治疗的原则以及药物疗效与不良反应的观察,指导患者遵医嘱坚持长期正确服药。

1.服药注意事项

(1)根据发作类型选择药物。

(2)药物一般从小剂量开始,逐渐加量,以尽可能控制发作又不致引起毒性反应的最小有效剂量为宜。

(3)坚持长期有规律服药,完全不发作后还需根据发作类型、频率,再继续服药2～3年,然后逐渐减量至停药,切忌服药控制发作后就自行停药。

(4)间断不规则服药不利于癫痫控制,易导致癫痫持续状态发生。

2.常用抗癫痫药物不良反应的观察与处理

每种抗癫痫药物均有多种不良反应。不良反应轻者一般不需停药,从小剂量开始逐渐加量或与食物同服可以减轻,严重反应时应减量或停药、换药。服药前应做血、尿常规和肝、肾功能检查,服药期间定期监测血药浓度,复查血常规和生化检查。

(六)避免促发因素

1.癫痫的诱因

癫痫的诱因有疲劳、饥饿、睡眠不足、便秘、经期、饮酒、感情冲动、一过性代谢紊乱和变态反应。过度换气对于失神发作、过度饮水对于强直性阵挛发作、闪光对于肌阵挛发作也有诱发作用。有些反射性癫痫还应避免如声光刺激、惊吓、心算、阅读、书写、下棋、玩牌、刷牙、起步、外耳道刺激等特定因素。

2.癫痫持续状态的诱因

癫痫持续状态的诱因常为突然停药、减药、漏服药及换药不当;其次为发热、感冒、劳累、饮酒、妊娠与分娩;使用异烟肼、利多卡因、氨茶碱或抗抑郁药亦可诱发。

(七)手术的护理

对于手术治疗癫痫的患者,术前应做好心理护理以减少恐惧和紧张。密切观察患者意识、瞳孔、肢体活动和生命体征等情况,并按医嘱做好术前检查和准备;术后患者麻醉清醒后应采取头高脚低位,以减轻脑水肿的发生。严密监测病情,做好术后常规护理、用药护理和安全护理。

(八)心理护理

病情反复发作、长期服药常会给患者带来沉重的精神负担,易产生焦虑、恐惧、抑郁等不良心理状态。护士应多关心患者,随时关注其心理状态并给予安慰和疏导,缓解患者的心理负担,使其更好地配合治疗。

六、健康指导

(1)向患者及家属介绍疾病治疗和预防的相关知识,教会其癫痫的基本护理方法,安静的环境、规律的生活、合理的饮食、充足的睡眠、远离不良刺激等均有利于患者的康复。

(2)告知患者及家属应遵医嘱长期、规律用药,不可突然减药甚至停药,定期复查,病情变化立即就医。

(3)应尽量避免患者单独外出,不参与蹦极、游泳等可能危及生命的活动,避免紧张、劳累。

(4)特发性癫痫且有家族史的女性患者,婚后不宜生育,双方均有癫痫,或一方患病,另一方有家族史者不宜婚配。

第六章

普外科护理

第一节 肠 梗 阻

肠梗阻指肠内容物在肠道中不能顺利通过和运行,是常见的急腹症之一。

一、病因

(一)按发病原因

(1)机械性肠梗阻最常见,如肠腔堵塞,内有寄生虫、粪块等。肠管受压见于肠粘连、嵌顿疝、肠扭转和肿瘤压迫。肠壁病变见于先天性肠道闭锁、肠套叠、肿瘤、炎症肠病等。

(2)动力性肠梗阻:麻痹性肠梗阻见于急性弥漫性腹膜炎、腹部大手术、腹膜后出血或感染、低钾血症等。痉挛性肠梗阻见于慢性铅中毒和肠道功能紊乱。

(3)血运性肠梗阻:肠系膜血管栓塞或血栓形成。

(二)按肠壁有无血运障碍

(1)单纯性肠梗阻:肠内容物通过受阻,无血运障碍。

(2)绞窄性肠梗阻:梗阻伴有肠壁血运障碍。

(三)按梗阻部位

高位肠梗阻、低位肠梗阻。

(四)按梗阻程度

完全性肠梗阻、不完全性肠梗阻。

二、临床表现

(一)症状

1.腹痛

单纯性机械性肠梗阻患者常表现为阵发性腹部绞痛,随着病情进一步发展,可演变为绞窄性肠梗阻,呈持续性剧烈腹痛;麻痹性肠梗阻患者腹痛特点为全腹持续性胀痛或不适;肠扭转所致闭袢性肠梗阻患者多表现为突发腹部持续性绞痛并阵发性加剧;而肠蛔虫堵塞多为不完全性肠梗阻,以阵发性脐周腹痛为主。

2.呕吐

呕吐与梗阻发生的部位、类型有关。高位肠梗阻患者早期便发生呕吐且频繁;低位肠梗阻患者呕吐出现较迟而少,呕吐物呈粪样;若吐出蛔虫,多为蛔虫团引起的肠梗阻;麻痹性肠梗阻患者呕吐呈溢出性;绞窄性肠梗阻患者的呕吐物为血性或棕褐色液体。

3.腹胀

腹胀是较迟出现的症状,其程度与梗阻部位有关。高位肠梗阻患者由于呕吐频繁,腹胀较轻;低位肠梗阻患者腹胀明显;闭袢性肠梗阻患者腹胀多不对称;麻痹性肠梗阻患者则表现为均匀性全腹胀;患者肠扭转时腹胀多不对称。

4.肛门停止排便排气

完全性肠梗阻时,患者排便排气现象消失,但高位肠梗阻早期,由于梗阻以下肠腔内仍积存了粪便和气体,则仍有排便和排气现象,不能因此否定完全性梗阻的存在。同样,绞窄性肠梗阻如肠扭转、肠套叠以及结肠癌所致的肠梗阻等都仍有血便或脓血便排出。

(二)体征

1.局部

(1)视诊:机械性肠梗阻可见肠型和蠕动波。

(2)触诊:单纯性肠梗阻可有轻度压痛但无腹膜刺激征;绞窄性肠梗阻有固定压痛和腹膜刺激征。

(3)叩诊:绞窄性肠梗阻时,腹腔有渗液,移动性浊音可呈阳性。

(4)听诊:机械性肠梗阻可有肠鸣音亢进,气过水音;麻痹性肠梗阻时,肠鸣音减弱或消失。

2.全身

肠梗阻初期,患者全身情况可无明显变化。梗阻晚期或绞窄性肠梗阻可出现唇干舌燥、眼窝凹陷、皮肤弹性消失、尿少或无尿等明显脱水体征,还可出现脉搏细速、血压下降、面色苍白、四肢发冷等中毒和休克现象。

三、治疗

治疗原则为解除梗阻、去除病因。

(一)非手术治疗

非手术治疗适用于单纯性粘连性肠梗阻、麻痹性或痉挛性肠梗阻、蛔虫或粪块堵塞引起的肠梗阻等。给予禁食水,胃肠减压,灌肠,纠正水、电解质及酸碱平衡,抗感染和中毒治疗。

(二)手术治疗

1.手术指征

手术治疗适用于各种类型的绞窄性肠梗阻以及由肿瘤、先天性肠道畸形引起的肠梗阻、非手术治疗无效的患者。

2.手术方式

行粘连松解术、肠扭转复位术、肠切除吻合术、造瘘术等。

四、护理评估

(一)术前评估

1.健康史

了解患者的一般情况。

2.身体状况

(1)局部:评估梗阻的程度、有无进行性加重,评估梗阻的类型。

(2)全身:评估生命指征的变化情况;有无脱水体征;有无水、电解质失衡或休克的现象。

(3)辅助检查:X线检查对诊断肠梗阻有很大价值,一般在梗阻 4~6 小时后,腹部立位平片可见多个气液平面及胀大肠袢;空肠梗阻时,空肠黏膜环状皱襞可显示"鱼肋骨刺"状改变;回肠扩张的肠袢多,可见阶梯状的液平面;蛔虫堵塞者可见肠腔内成团的蛔虫成虫体阴影;肠扭转时可见孤立、突出的胀大肠袢。

3.心理-社会状况

评估患者的心理情况,有无焦虑紧张或恐惧,是否了解围术期的相关知识;评估患者的家庭、社会支持情况。

(二)术后评估

1.术中情况

了解患者采取的麻醉、手术方式及术中输血、输液情况。

2.术后情况

评估患者的生命指征及切口情况;评估腹腔引流管是否通畅有效,引流液的颜色、性状和量;了解患者有无切口疼痛、腹胀、腹痛、恶心、呕吐等不适;评估术后有无肠粘连、腹腔内感染或肠瘘等并发症;评估切口愈合及术后康复情况。

五、护理措施

(一)非手术治疗护理/术前护理

1.缓解疼痛与腹胀

(1)胃肠减压:有效的胃肠减压对单纯性肠梗阻和麻痹性肠梗阻可达到解除梗阻的目的。

(2)安置体位:低半卧位,减轻腹肌紧张,有利于患者的呼吸。

(3)应用解痉剂:确定无肠绞窄后,可用阿托品等抗胆碱类药物,以解除胃肠道平滑肌的痉挛,抑制胃肠道腺体的分泌,使患者腹痛得以缓解。

(4)按摩或针刺疗法。

2.维持体液与营养平衡

(1)补液:根据患者病情及实验室检查结果,确定补充液体量和种类。

(2)饮食与营养支持:梗阻时需要禁食水,应给予肠外营养。若梗阻解除,患者开始排气、排便,腹痛消失 12 小时后,可进流食,如无不适,24 小时后可进半流质饮食,3 天后进软食。

3.呕吐护理

呕吐时头偏向一侧,及时清除口腔内呕吐物,以免误吸引起吸入性肺炎或窒息。

4.术前准备

慢性不完全性肠梗阻,需作肠切除手术者,除一般术前准备外,应按要求做肠道准备,急诊手术者,紧急做好备皮、配血、输液等术前准备。

(二)术后护理

1.体位

全麻术后平卧位;血压平稳后给予半卧位。

2.饮食

术后禁食水,禁食期间给予静脉补液。待肠蠕动恢复,肛门排气后可进少量流食,进食无不适,逐步过渡半流食。

3.术后并发症观察和护理

(1)肠梗阻:鼓励患者早期活动,如病情平稳,术后 24 小时即可床上活动,早期离床活动,以促进机体和肠道功能的恢复,防止肠粘连。一旦出现阵发性腹痛、腹胀、呕吐等,应积极采取非手术治疗措施,一般多可缓解。

(2)腹腔内感染及肠瘘:术后 3~5 天出现体温升高、切口红肿及剧痛应怀疑切口感染,若出现局部或弥漫性腹膜炎表现,腹腔引流管流出带粪臭味液体时,应警惕腹腔内感染及肠瘘的可能。遵医嘱进行积极的全身营养支持和抗感染治疗。

六、健康教育

(1)少食刺激性强的辛辣食物,宜进食高蛋白、高维生素、易消化吸收的食物。避免暴饮暴食,饭后忌剧烈活动。

(2)老年便秘者应注意通过调整饮食、腹部按摩等方式保持大便通畅,无效者可适当给予缓泻剂,避免用力排便。

(3)指导患者自我监测病情,若出现腹痛、腹胀、呕吐、停止排气排便等不适,及时就诊。

第二节 阑 尾 炎

阑尾炎是指发生在阑尾的炎症反应,分为急性阑尾炎和慢性阑尾炎。急性阑尾炎是指阑尾发生的急性炎症反应,是常见的外科急腹症之一;慢性阑尾炎是发生于阑尾的慢性炎症变化。

一、病因

(一)急性阑尾炎

(1)阑尾管腔阻塞是最常见原因。淋巴滤泡增生(约占 60%)、粪石阻塞(约占 35%)、异物、食物残渣、蛔虫等(少见)、阑尾管腔细小(少见)也可导致急性阑尾炎的发生。

(2)细菌入侵:多为肠道内各种革兰氏阴性杆菌和厌氧菌。

(二)慢性阑尾炎

慢性阑尾炎多由急性阑尾炎转变而来,部分可因阑尾腔内粪石、虫卵等异物,或阑尾扭曲、粘连,淋巴滤泡过度增生等导致阑尾管腔变窄而发生慢性炎症变化。

二、临床表现

(一)急性阑尾炎

1.常见症状

(1)转移性右下腹痛:疼痛多开始于上腹部或脐周,位置不固定,数小时(6~8小时)后转移并固定于右下腹。

(2)胃肠道反应:早期患者可出现厌食、恶心和呕吐,部分患者还可发生腹泻和便秘。

2.体征

(1)右下腹压痛:是急性阑尾炎的重要体征。压痛点通常位于麦氏点,压痛的程度与病变程度相关,若炎症加重,压痛范围亦随之扩大。

(2)腹膜刺激征:包括腹肌紧张、压痛、反跳痛、肠鸣音减弱或消失等。但小儿、老人、孕妇、肥胖者、虚弱者或盲肠后位阑尾炎者等腹膜刺激征不明显。

(3)右下腹包块:查体扪及压痛性包块,包块固定且边界清晰,应考虑阑尾炎性肿块或阑尾周围脓肿。

(二)慢性阑尾炎

1.症状

既往多有急性阑尾炎发作病史,多不典型,表现为右下腹经常疼痛。

2.体征

患者可有阑尾部位局限性轻度压痛,位置较固定。

三、治疗原则及要点

(一)非手术治疗

非手术治疗适用于不同意手术的单纯性阑尾炎、急性阑尾炎诊断尚未确定、病程已超过72小时、炎性肿块或阑尾周围脓肿已形成等有手术禁忌证者。治疗措施包括选择有效的抗生素和补液治疗等。

(二)手术治疗

(1)急性单纯性阑尾炎行阑尾切除术或腹腔镜阑尾切除术。

(2)急性化脓性或坏疽性阑尾炎行阑尾切除术。

(3)穿孔性阑尾炎行阑尾切除术＋腹腔冲洗＋腹腔引流。

(4)阑尾周围脓肿:先进行非手术治疗,3个月后行阑尾切除术。

(5)慢性阑尾炎:诊断明确后需行阑尾切除术。

四、护理评估

(一)术前评估

1.健康史

(1)一般情况:了解患者的年龄、职业、生育史等;评估饮食习惯,有无不洁饮食史;发病前有无剧烈运动,有无急性肠炎及肠道蛔虫症等。

(2)现病史:评估腹痛的特点、部位、程度、性质、疼痛持续的时间以及腹痛的诱因等。

(3)既往史:有无消化性溃疡、右肾及右输尿管结石、妇科疾病及急性胆囊炎等;有无心血管、肺部、肾脏等方面的疾病。

2.身体状况

(1)局部。评估腹痛部位和特点:麦氏点有无压痛、反跳痛及肌紧张,有无转移性右下腹痛;腹痛的性质是胀痛还是绞痛,是阵发性疼痛还是持续性疼痛等。

(2)全身:有无发热、乏力、恶心、呕吐及腹泻等症状。

3.辅助检查

有无白细胞计数和中性粒细胞比例升高,腹部 X 线平片是否提示盲肠和回肠末端扩张等。

(二)术后评估

评估患者麻醉方式和手术方式、术中情况、切口愈合情况、是否发生并发症。

五、护理措施

(一)非手术治疗的护理/术前护理

(1)定时测量生命指征;观察患者的腹部症状和体征,非手术治疗期间,患者出现右下腹痛加剧、发热、白细胞计数和中性粒细胞比例升高,应做好急诊手术准备。

(2)协助患者采取半卧位或斜坡卧位,以减轻腹壁张力,有助于缓解疼痛。

(3)非手术治疗期间,予以禁食,必要时给予胃肠减压,以减轻腹胀和腹痛。

(4)遵医嘱应用有效抗菌药,控制感染。

(5)对诊断明确的剧烈疼痛患者,可遵医嘱给予解痉或止痛药。

(6)拟急诊手术者应紧急做好备皮、输液等术前准备。

(二)术后护理

(1)监测生命指征并准确记录,观察患者腹部体征变化。

(2)硬膜外麻醉平卧 6 小时后,血压、脉搏平稳者改为半卧位。

（3）腹腔引流管的护理：妥善固定引流管，防止受压、扭曲、堵塞等，确保有效引流，防止因引流不畅而致积液或脓肿。

（4）肠蠕动恢复前暂禁食，肛门排气后，逐步恢复饮食。

（5）术后应用有效抗生素，控制感染，预防并发症发生。

（6）鼓励患者术后 6 小时离床活动，减少肠粘连发生。

六、健康教育

（1）指导健康人群保持良好的饮食卫生及生活习惯，餐后不做剧烈运动。

（2）向患者介绍阑尾炎的治疗和护理相关知识，告知术后康复的相关知识及配合要点。

（3）指导患者出院后，如出现腹痛、腹胀等不适及时就诊；阑尾周围脓肿未进行手术治疗的患者，应嘱其 3 个月后再次入院行阑尾切除术。

第三节 胆 道 疾 病

一、胆石症

胆石症指发生在胆囊和胆管部位的结石，即胆囊结石和胆管结石，是胆道系统的常见病、多发病，女性发病率高于男性，比例为 2.57：1。

(一)病因

1.胆道感染

胆汁淤滞、细菌或寄生虫入侵胆道。

2.胆道异物

虫卵或成虫尸体、手术线结、反流的食物残渣。

3.胆道梗阻

胆汁淤滞，形成胆色素结石。

4.其他因素

胆囊收缩功能减退，胆囊内胆汁淤滞有利于结石形成；代谢异常；雌激素可促进胆汁中胆固醇过饱和；遗传因素亦与胆结石的成因有关。

(二)临床表现

1.胆囊结石

单纯性结石,无梗阻及感染时,常无临床症状或仅有轻微的消化系统症状,当结石嵌顿时可出现明显的症状和体征。

(1)症状。①胆绞痛:是胆囊结石的典型表现,表现为突发性右上腹剧烈绞痛,阵发性加重,常放射至右肩背部;常于饱餐、进食油腻食物后和夜间发作。②上腹隐痛:多数患者仅在进食油腻食物、工作紧张或疲劳时感觉上腹部或右上腹部隐痛,常被误诊为"胃病"。

(2)体征:有时可在右上腹触及肿大的胆囊,若合并感染,右上腹可有明显的腹膜刺激征。黄疸是胆管梗阻后胆红素逆流入血所致。

2.胆管结石

胆管结石取决于胆道有无梗阻、感染及其程度。当结石阻塞胆道并继发感染时,可表现为典型的 Charcot 三联征:腹痛、寒战高热和黄疸。

(1)肝外胆管结石:①腹痛发生在剑突下或右上腹部,呈阵发性绞痛,或持续性疼痛阵发性加剧,疼痛可向右肩背部放射。②寒战高热:是胆管梗阻并继发感染后引起的全身性中毒症状。多发生于剧烈腹痛后,患者体温可高达 39～40 ℃,呈弛张热。③黄疸:黄疸的程度取决于梗阻的程度与是否继发感染。④消化道症状:多数患者有恶心、腹胀、嗳气、厌食油腻食物等症状。

(2)肝内胆管结石:肝内胆管结石常与肝外胆管结石并存,其临床表现与肝外胆管结石相似。

(三)治疗原则及要点

1.胆囊结石

(1)非手术治疗:包括溶石治疗、体外冲击波碎石治疗、经皮胆囊碎石溶石等方法,但这些方法危险性大、效果不肯定。

(2)手术治疗:胆囊切除术是治疗胆囊结石的最佳选择,无症状的胆囊结石不需手术治疗,可观察和随访。

2.胆管结石

胆管结石及反复发作的肝内胆管结石以手术治疗为主。无明显症状的肝内胆管结石,一般不必治疗。手术原则为清除结石,解除梗阻或狭窄,消除感染灶,保持胆汁引流通畅。术后常放置 T 形引流管。

(四)护理评估

1.术前评估

(1)健康史:①一般情况。②发病情况及程度。③腹痛的原因及诱因。④腹痛的性质。⑤既往史。

(2)身体状况:①了解疼痛部位、性质、放射痛等,有无腹膜刺激征表现,能否触及肿大的胆囊,Murphy 征是否呈阳性。②全身情况:有无恶心、呕吐、寒战高热、黄疸、神志淡薄、烦躁、谵妄、昏迷等表现。③辅助检查:白细胞和中性粒细胞计数是否升高;肝功是否异常;B 超及影像学检查结果。

2.术后评估

观察患者的生命体征,了解患者的麻醉方式、手术方式、T 管及其他引流管的引流情况、术中出血、补液、输血情况和术后诊断、并发症发生情况、患者及家属对术后康复知识掌握情况。

(五)护理措施

1.术前护理

(1)病情观察:如患者出现寒战高热、腹痛、黄疸等情况,应考虑发生急性胆管炎,及时报告医师,积极处理。

(2)缓解疼痛:禁用吗啡,以免引起 Oddi 括约肌痉挛。

(3)改善和维持营养:给予患者"三高一低"饮食,高蛋白、高碳水化合物、高维生素、低脂饮食。

(4)维持体液平衡:监测患者电解质及酸碱平衡情况,合理安排补液的速度和顺序。

(5)对患者进行心理护理。

2.术后护理

(1)病情观察:①注意有无出血及感染性休克征象。②密切观察腹部体征及伤口渗出情况,注意有无胆汁渗漏和腹膜炎征象。③肠蠕动恢复后,逐渐由流质饮食过渡到低脂正常饮食。④黄疸程度、大便及尿液颜色变化。

(2)营养支持:禁食水、胃肠减压的患者,通过静脉营养方式提供足够的热量、水、电解质等,以保证患者的基本营养供应。待胃肠功能恢复,拔出胃管后,根据病情给予无脂流食,逐步过渡到低脂饮食。

3.并发症的观察及预防

(1)出血:包括腹腔出血和胆管内出血。腹腔出血多发生于术后 24～48 小时,应加强预防和观察。胆管内出血在术后早期及晚期均可发生。

（2）胆瘘：由胆管损伤、胆总管下端梗阻、T管引流不畅等引起，患者主要表现为发热、腹胀和腹痛等腹膜炎症状，或腹腔引流液呈黄绿色胆汁样。

（六）健康教育

（1）饮食指导：指导患者进食低脂、高维生素易消化的食物，忌油腻食物，避免饱餐。

（2）指导患者养成良好的工作、休息和饮食规律，避免劳累和精神紧张。

（3）指导患者了解有关胆道疾病的知识，如出现腹痛、高热、黄疸，应及早来院诊治。

（4）T管留置者的家庭护理：①向患者和家属解释T管留置的意义和重要性。②患者尽量穿宽松柔软的衣服；避免盆浴，淋浴时用塑料薄膜覆盖置管处，保护引流管。③患者避免提举重物或过度活动，防止T管脱出，拉扯伤口。④指导患者及家属每天同一时间倾倒引流液；观察并记录引流液颜色、性状及量。⑤指导换药：每天换药一次，保持置管处皮肤及伤口清洁干燥。⑥T管若有异常或脱管、突然无液体流出时，应及时就医。

二、胆道感染

胆道感染是指胆囊壁和（或）胆管壁受到细菌的侵袭而发生炎症反应。胆道感染与胆石症常互为因果关系，胆石症可引起胆道梗阻，梗阻可造成胆汁淤滞、细菌繁殖而致胆道感染；胆道反复感染又是胆石形成的致病因素和促发因素。

（一）胆囊炎

胆囊炎是指发生在胆囊的细菌性和（或）化学性炎症。根据发病的缓急和病程的长短分为急性胆囊炎和慢性胆囊炎。约95%的急性胆囊炎患者合并胆囊结石，称为急性结石性胆囊炎；未合并胆囊结石者，称为急性非结石性胆囊炎，后者较少见。

1.病因

（1）急性胆囊炎：①急性结石性胆囊炎。胆囊管梗阻：由于结石阻塞或嵌顿于胆囊管或胆囊颈，导致胆汁排出受阻，胆汁淤积，胆汁中的胆汁酸刺激胆囊黏膜而引起水肿、炎症、甚至坏死。另外，结石亦可直接损伤受压部位的胆囊黏膜引起炎症。细菌感染：致病菌通过胆道逆行、直接蔓延或经血液循环和淋巴途径入侵胆囊。②急性非结石性胆囊炎：多见于严重创伤、长期胃肠外营养、大手术后的患者。

（2）慢性胆囊炎：大多继发于急性胆囊炎，是急性胆囊炎反复发作的结果。

2.临床表现

（1）急性胆囊炎。①症状：患者腹痛表现为右上腹阵发性绞痛，常在饱餐、进食油腻食物后或夜间发作,疼痛可放射至右肩及右背部;消化道症状:患者腹痛发作时常伴有恶心、呕吐、厌食等消化道症状;发热:根据胆囊炎症反应程度的不同,患者可出现不同程度的体温升高和脉搏加速。②体征:右上腹可有不同程度和不同范围的压痛、反跳痛和肌紧张。将左手压于右上肋缘下,嘱患者腹式呼吸,如出现突然吸气暂停称 Murphy 征阳性,是急性胆囊炎的典型体征。

(2)慢性胆囊炎:患者症状常不典型,主要表现为上腹部饱胀不适、厌食油腻和嗳气等消化不良的症状以及右上腹和肩背部隐痛。多数患者曾有典型的胆绞痛病史。

3.治疗原则及要点

(1)急性胆囊炎:主要为手术治疗。手术时机和手术方式取决于患者病情。非手术治疗包括禁食水,解痉,输液,抗感染,营养支持,纠正水、电解质及酸碱代谢失调等。手术治疗包括以下两种。①胆囊切除术:胆囊炎症较轻者可应用腹腔镜胆囊切除术,急性化脓性、坏疽穿孔性胆囊炎采用开腹胆囊切除术;②胆囊造口术:适用于病情危重、一般情况极差或术中发现局部解剖关系不清、粘连严重者。

(2)慢性胆囊炎:临床症状明显伴有胆囊结石者行胆囊切除术,对年老体弱或伴有器官严重器质性病变者,可选择非手术治疗,方法包括限制脂肪饮食,口服胆盐、消炎利胆药物、中药制剂等。

4.护理评估

参见"胆石症护理评估"。

5.护理措施

(1)术前护理。①减轻或控制疼痛:根据疼痛的程度和性质,采取非药物或药物的方法止痛。卧床休息:协助患者采取舒适体位,指导其进行有节律的深呼吸,达到放松和减轻疼痛的目的;合理饮食:病情较轻且决定采取非手术治疗的急性胆囊炎患者,指导其清淡饮食,忌油腻食物,病情严重且拟急诊手术的患者予以禁食水和胃肠减压,以减轻腹胀和腹痛;药物止痛:对诊断明确的剧烈疼痛者,可遵医嘱通过口服、注射等方式给予消炎利胆、解痉或止痛药,以缓解疼痛;控制感染:遵医嘱及时合理应用抗菌药,通过控制胆囊炎症,减轻胆囊肿胀和胆囊压力达到减轻疼痛的效果。②维持体液平衡:在患者禁食期间,根据医嘱经静脉补充足够的水、电解质能量和维生素等,以维持水、电解质及酸碱平衡。

(2)术后护理:参见"胆石症术后护理"。

6.健康教育

(1)合理安排作息时间,劳逸结合,避免过度劳累及精神高度紧张。

（2）低脂饮食,忌油腻食物,宜少量多餐,避免过饱。

（3）非手术治疗及行胆囊造口术的患者,应遵医嘱服药,定期到医院检查,以确定是否进行手术治疗和手术时机;年老体弱不能耐受手术的慢性胆囊炎患者,应严格限制油腻饮食,遵医嘱服用消炎利胆及解痉药物。若出现腹痛、发热和黄疸等症状时,应及时就诊。

（二）急性梗阻性化脓性胆管炎

急性梗阻性化脓性胆管炎又称急性重症胆管炎,是胆道感染疾病中的严重类型,急性胆管炎和急性梗阻性化脓性胆管炎是胆管感染发生和发展的不同阶段和程度。

1.病因

（1）胆道梗阻:引起胆道梗阻最常见的原因为胆总管结石。胆道发生梗阻时,胆盐不能进入肠道,易造成细菌移位。此外,胆道蛔虫、胆管狭窄、胆管及壶腹部肿瘤等亦可引起胆道梗阻而导致急性化脓性炎症。

（2）细菌感染:胆道内细菌大多来自胃肠道,可经十二指肠逆行进入胆道或经门静脉系统入肝到达胆道引起感染,致病菌以大肠埃希菌、变形杆菌、克雷白杆菌、铜绿假单胞菌等革兰氏阴性杆菌多见,常合并厌氧菌感染。

2.临床表现

本病发病急骤,病情进展迅速,除了具有急性胆管炎的 Charcot 三联征外,还合并休克及中枢神经系统受抑制的表现,称为 Reynolds 五联征。

（1）症状。①腹痛:表现为突发的剑突下或右上腹持续性疼痛,阵发性加重,并向右肩胛下及腰背部放射。腹痛及其程度可因梗阻部位的不同而有差异,肝内梗阻者疼痛较轻,肝外梗阻者症状明显。②寒战高热:体温呈持续升高达39～40 ℃或更高,呈弛张热型。③黄疸:多数患者可出现不同程度的黄疸。④神志系统症状:主要表现为神志淡薄、烦躁、谵妄或嗜睡、神志不清,甚至昏迷。⑤休克:口唇发绀、呼吸浅快、四肢湿冷、脉搏细速达 140 次/分以上,血压在短时间内迅速下降,可出现全身发绀或皮下瘀斑。⑥胃肠道症状:多数患者伴恶心、呕吐。

（2）体征:腹部压痛或腹膜刺激征,剑突下或右上腹部可有不同程度压痛或腹膜刺激征,肝常肿大及肝区有叩痛和压痛,肝外梗阻时可触及肿大的胆囊。

3.治疗原则及要点

治疗原则为紧急手术解除胆道梗阻并引流,尽早和有效降低胆管内压力,积极控制感染和抢救患者生命。

(1)非手术治疗:既是治疗手段,又是术前准备。①禁食、持续胃肠减压及解痉止痛。②抗休克治疗:补液扩容,恢复有效循环血量。③纠正水、电解质及酸碱平衡紊乱。④抗感染治疗:联合应用足量、有效、广谱的针对革兰氏阴性杆菌及厌氧菌的抗菌药物。⑤其他:包括吸氧、降温、支持治疗等,以保护重要内脏器官功能。

(2)手术治疗:主要目的是解除梗阻、胆道减压,挽救患者生命。手术力求简单有效。多采用胆总管切开减压、T管引流术、经内镜鼻胆管引流术。

4.护理评估

(1)术前评估。①发病情况及程度:是否为突然发病,有无急性病容,有无精神症状、是否迅速合并感染性休克表现;②发病的原因、诱因及性质:腹痛发生的时间,是否为突发性腹痛,腹痛为绞痛还是隐痛,是阵发性或持续性疼痛,有无放射痛,此次发病与饮食、活动等的关系。

(2)术后评估。①术中情况:了解术中胆总管探查及解除梗阻、胆道减压、胆汁引流情况;术中患者生命体征是否平稳;肝内、外胆管结石清除及引流的情况;有无多发性肝脓肿及处理情况;各引流管放置的位置及目的等。②术后病情:患者生命体征是否平稳;T管及其他引流管是否通畅及引流的情况。③心理及认知状况:患者及其家属对手术的认知及对术后康复的期望程度。

5.护理措施

(1)术前护理:①严密观察患者神志、生命体征、腹部体征的变化,监测血常规、电解质、血气分析指标。②维持体液平衡。③发热护理:根据患者体温升高的程度,采用温水擦浴、冰敷等物理方法,必要时采用药物降温;控制感染:物理降温的基础上,联合应用足量有效的广谱抗菌药,有效控制感染,使体温恢复正常。④解痉镇痛:对诊断明确的剧烈疼痛患者,可给予消炎利胆、解痉或止痛药,减轻疼痛,协助患者采取舒适体位,指导其进行有节律的深呼吸,达到放松和减轻疼痛的目的。⑤维持有效呼吸。⑥营养支持:不能进食或禁食及胃肠减压的患者,可从静脉补充能量、氨基酸、维生素、水及电解质,以维持和改善营养状况。对凝血机制障碍的患者,遵医嘱予以维生素 K_1 肌内注射。⑦完善术前检查及准备:积极完善术前相关检查,如心电图、B超、血常规、凝血常规、肝肾功能等,按上腹部手术要求进行相关准备。

(2)术后护理:参见"胆石症术后护理"。

6.健康教育

参见"胆石症健康教育"。

第四节 急 腹 症

急腹症是一类以急性腹痛为主要表现,必须早期诊断和紧急处理的腹部疾病。特点为发病急、病情重、进展快、变化多,有一定的病死率。

一、病因

多数急腹症的原因来自于消化道和妇产科疾病,如腹部损伤和腹腔内脏器病变导致的腹腔内急性感染、腹腔内脏破裂、穿孔、梗阻、扭转、缺血和出血等,但亦有少部分急腹症可由内科疾病、误服腐蚀性物品或异物等诱发。

二、临床表现

(一)症状

腹痛是急腹症的主要临床症状,临床将急腹症分为外科急腹症、妇产科急腹症和内科急腹症。

1.外科急腹症

外科急腹症特点为先有腹痛后有发热。

(1)胃十二指肠穿孔:突发性上腹部刀割样疼痛且拒按,腹部呈舟状。

(2)胆道系统结石或感染:急性胆囊炎、胆石症患者为右上腹疼痛,呈持续性,伴右侧肩背部牵涉痛;胆管结石及急性胆管炎患者有典型的 Charcot 三联征;急性梗阻性化脓性胆管炎患者有 Reynolds 五联征。

(3)急性胰腺炎:为上腹部持续性疼痛,伴左肩或左侧腰背部束带状疼痛;急性出血坏死性胰腺炎患者可伴有休克症状。

(4)肠梗阻、肠扭转和肠系膜血管栓塞:肠梗阻、肠扭转时多为中上腹部疼痛,呈阵发性绞痛,随病情进展可表现为持续性疼痛,阵发性加剧,伴呕吐、腹胀和肛门停止排便、排气;肠系膜血管栓塞或绞窄性肠梗阻时呈持续性胀痛,呕吐物、肛门排出物和腹腔穿刺液呈血性液体。

(5)急性阑尾炎:有转移性腹痛和右下腹固定压痛的临床特点。

(6)内脏破裂出血:突发性上腹部剧痛,腹腔穿刺液为不凝固的血液。

(7)肾或输尿管结石:上腹部和腰部钝痛或绞痛,可沿输尿管向下腹部、腹股沟区或会阴部放射,伴血尿。

2.妇产科急腹症

妇产科急腹症见于异位妊娠或巧克力囊肿破裂,为突发性下腹部撕裂样疼痛,向会阴部放射;伴有阴道不规则流血等其他症状;出血量大者可出现休克。

3.内科急腹症

内科急腹症特点为先有发热后有腹痛,腹痛多无固定部位。

(1)急性胃肠炎:表现为上腹部或脐周隐痛、胀痛或绞痛,伴恶心、呕吐、腹泻和发热。

(2)心肌梗死:部分心肌梗死患者表现为上腹部胀痛,伴恶心和呕吐;严重者可出现心力衰竭、心律失常和休克。

(3)腹型过敏性紫癜:除皮肤紫癜外,还表现为脐周、下腹或全腹的阵发性绞痛,伴恶心、呕吐、呕血、腹泻和黏液血便等症状。

(4)大叶性肺炎:少数患者可出现上腹部疼痛。

(二)体征

1.腹痛部位

腹痛位于上腹部或下腹部,左侧或右侧,局限于某一部位或波及全腹等。

2.腹部形态

腹式呼吸是否存在,腹部呈隆起或舟状,是否对称,有无肠型或异常蠕动波。

3.腹膜刺激征的程度

有无腹膜刺激征。

4.其他

肝浊音界是否缩小或消失;肠鸣音亢进还是消失;腹股沟区有无肿块。

三、治疗原则及要点

(一)非手术治疗

1.非手术治疗适应证

诊断明确、病情较轻者,如单纯性胆囊炎、阑尾炎、不完全性粘连性肠梗阻等。诊断明确,但病情危重、不能耐受麻醉和手术者。诊断不明,但病情尚稳定、无明显腹膜炎体征者。

2.非手术治疗

积极对症治疗,密切观察生命体征和腹部体征;禁食,胃肠减压,补液,记录出入液量,纠正水、电解质紊乱和酸碱平衡失调;药物治疗包括解痉和抗感染治疗;在未确诊前,要做到"四禁"(禁食、禁用止痛药、禁用泻药、禁止灌肠)和"四抗"(抗休克,抗腹胀,抗感染及抗水、电解质紊乱);观察辅助检查结果的动态变化,及时判断病情变化。

(二)手术治疗

(1)诊断明确、需立即处理的急腹症患者,如腹部外伤、溃疡穿孔致弥漫性腹膜炎、化脓性或坏疽性胆囊炎、阑尾炎、化脓性梗阻性胆管炎、完全性肠梗阻、异位妊娠破裂等。

(2)对诊断不明,但腹痛和腹膜炎体征加剧,全身中毒症状加重者,应在非手术治疗的同时,积极完善术前准备,尽早进行手术治疗。

四、护理评估

(一)术前评估

1.健康史

(1)一般情况:患者的年龄、婚史、职业、月经史等。

(2)腹痛的病因和诱因:有无腹部外伤;与饮食的关系;有无剧烈活动等现象。

(3)腹痛的缓急和发生时间:腹痛为突发性且迅速加重,还是缓慢发生逐渐加重。此外,还应评估腹痛发生的时间与病因的关系。

(4)腹痛的性质:是突发性的剧痛、绞痛、刀割样疼痛还是逐渐加重的钝痛或胀痛;是阵发性疼痛还是持续性疼痛或持续性疼痛伴阵发性加剧;有无放射痛或牵涉痛。

(5)腹痛的程度:炎性病变腹痛程度较轻;腹腔内脏穿孔、梗阻、扭转、嵌顿、缺血和内脏破裂出血引起的腹痛程度较重。

(6)既往史:有无消化性溃疡、胆道和泌尿系统结石等病史及有无类似疼痛发作史、腹部手术史等。

2.身体状况

(1)局部:①腹痛部位;②腹部形态;③腹膜刺激的程度;④其他:肠鸣音亢进还是消失;肝浊音界缩小或消失;腹股沟区有无肿块等。

(2)全身:患者生命体征是否平稳;有无恶心、呕吐;有无排便排气或腹泻;有无寒战高热;巩膜和皮肤有无黄染或皮肤苍白、湿冷。

3.辅助检查

血、尿、便常规检查有无异常;肝酶谱和胆红素水平有无升高;重要脏器功能的检测结果;影像学和其他辅助检查有无异常发现。

(二)术后评估

患者的麻醉方式、手术术式、切口敷料及引流管的情况;有无腹腔残余脓肿、出血和瘘等并发症。

五、护理措施

(一)术前护理

(1)急腹症患者要绝对的卧床休息,若病情稳定,可取半卧位。

(2)密切观察患者的生命体征和患者腹痛部位、性质、程度和伴随症状等。

(3)急腹症患者在诊断未明确之前绝对禁食、禁饮,并通过胃肠减压抽出胃内残存物。

(4)对能进食者,给予饮食指导,由流质、半流质、软食过渡到普食。

(5)疼痛治疗与护理:对诊断不明确的急腹症患者,禁用吗啡、哌替啶类镇痛药。

(6)维持体液平衡和控制感染:消除病因,有效控制体液的进一步丢失,补充足量的平衡盐溶液、电解质等。

(7)术前准备:对准备手术的患者,遵医嘱给予抗生素试验、采血、术前用药、手术区皮肤准备,腹部手术及腹腔镜手术应注意脐部清洁。

(8)心理护理:向患者介绍手术及疾病的相关知识,减少恐惧感。

(二)术后护理

(1)患者全麻未清醒前平卧位,头偏向一侧。待全麻清醒或硬膜外麻醉平卧6小时后,血压平稳者改为半卧位,以利于腹腔引流,改善呼吸循环功能。

(2)术后切口疼痛的患者,遵医嘱给予镇痛。同时采取非药物止痛措施,如放松疗法、按摩、音乐疗法、暗示疗法等。

(3)严密观察患者的病情及生命体征变化,注意有无并发症发生。

六、健康教育

(1)要养成良好的卫生习惯和饮食习惯,戒烟、酒。

(2)保持清洁、营养均衡和易消化的均衡膳食。

(3)积极控制诱发急腹症的各类诱因,如有溃疡者,应按医嘱定时服药;胆道疾病和慢性胰腺炎者需适当控制油腻食物,禁暴饮暴食;反复发生粘连性肠梗阻者应当避免暴饮暴食及饱食后剧烈运动。

(4)指导接受腹部手术的急腹症患者,术后早期活动,预防粘连性肠梗阻、肺部感染、泌尿系统感染等并发症发生。

(5)定期复查,若有不适及时就诊。

第五节　胃　　癌

胃癌是我国常见的恶性肿瘤之一,患者好发年龄在 50 岁以上,男性发病率明显高于女性,男女比例约为 2∶1。

一、病因

(一)地域环境及饮食生活因素

胃癌的发病有明显的地域差别,中国、日本、俄罗斯、南非、智利和北欧等国家和地区的发病率较高,而北美、西欧、印度的发病率则较低。我国西北与东部沿海地区胃癌的发病率比南方地区明显为高。长期食腌制、熏、烤食品者胃癌的发病率高,吸烟会增加胃癌的发病率。

(二)幽门螺杆菌感染

幽门螺杆菌感染是引发胃癌的主要因素之一。幽门螺杆菌能促使硝酸盐转化成亚硝酸盐及亚硝胺而致癌。

(三)癌前病变和癌前疾病

胃黏膜上皮细胞的异型增生属于癌前病变;癌前疾病有慢性萎缩性胃炎、胃息肉、胃溃疡及残胃炎。

(四)遗传因素

与胃癌患者有血缘关系的亲属发病率较对照组高 4 倍。

二、临床表现

(一)症状

早期胃癌多无明显症状,部分患者可有上腹隐痛、嗳气、反酸、食欲减退等消化道症状,无特异性。随病情进展,常有上腹疼痛、食欲缺乏、呕吐、乏力、消瘦等症状。

(二)体征

早期患者无明显体征,可仅有上腹部不适或疼痛。晚期可扪及上腹部肿块。若出现远处转移时,可有肝大、腹水、锁骨上淋巴肿大等体征。

三、治疗

早期发现、早期诊断和早期治疗是提高胃癌疗效的关键。手术治疗仍是首选方法，也是目前唯一有可能根治的方法。对中晚期胃癌，积极辅以化学治疗（简称化疗）、放射治疗（简称放疗）及免疫治疗等综合治疗以提高疗效。

（一）手术治疗

1.根治性手术

根治性手术按癌肿部位整块切除胃的全部或大部，以及大、小网膜和局域淋巴结，并重建消化道。切除端应距癌肿边缘 5 cm 以上，食管或十二指肠侧切缘距离贲门或幽门 3~4 cm。

2.姑息性切除术

姑息性切除术用于癌肿广泛浸润并转移、不能完全切除者。

（二）化疗

化疗是最主要的辅助治疗方法，目的在于杀灭残留的微小癌灶或术中脱落的癌细胞，提高综合治疗效果。

（三）其他治疗

其他治疗包括放疗、热疗、免疫治疗、中医中药治疗等。

四、护理评估

（一）术前评估

（1）评估患者的年龄、性别、职业、饮食习惯、生活和工作环境；患者有无上腹或胸骨后疼痛、嗳气、反酸、食欲缺乏；有无呕血和黑便；有无消瘦和体重下降；有无吸烟史；家族中有无胃癌或其他肿瘤患者；既往有无慢性萎缩性胃炎、胃溃疡、胃息肉等病史。

（2）患者腹部有无压痛或肿块，肿块大小、质地、是否活动；有无腹胀或腹水征。患者有无胃癌远处转移的迹象，有无消瘦、贫血和营养不良，甚至恶病质的表现等。

（3）心理和社会支持状况：患者的心理反应，焦虑、恐惧程度和心理承受能力；家属对患者的关心和支持程度以及家庭经济承受能力；患者和家属对本病及其治疗、疾病发展和预后的了解和期望程度。

（二）术后评估

了解麻醉和手术方式、术中情况、术后生命体征、切口和引流情况等。有无并发症的发生。

五、护理措施

(一)术前护理

1.缓解患者的焦虑与恐惧

给予针对性的心理护理,使患者能积极配合治疗和护理。

2.改善营养状况

对胃癌患者,给予高蛋白、高热量、高维生素、低脂肪、易消化和少渣的食物,对不能进食者,应遵医嘱予以静脉输液,补充足够的热量,必要时输血浆或全血,以改善患者的营养状况,提高其对手术的耐受性。

3.胃肠道准备

对有幽门梗阻的患者,在禁食的基础上,术前 3 天起每晚用温生理盐水洗胃,以减轻胃黏膜的水肿。术前 3 天给患者口服肠道不吸收的抗菌药,必要时清洁肠道。

(二)术后护理

(1)严密观察患者的生命体征、神志、尿量、切口渗血、渗液和引流液情况等。

(2)全麻清醒前去枕平卧位,头偏向一侧。麻醉清醒后血压平稳取低半卧位。

(3)禁食和胃肠减压:术后早期禁食水、胃肠减压,减少胃内积气、积液,有利于吻合口的愈合。

(4)营养支持:术后需及时补充患者所需的水、电解质和营养素,以改善患者的营养状况,促进切口愈合。术后早期经喂养管输注肠内营养液,对改善患者的全身营养状况,促进伤口和肠吻合口的愈合等都有益处。

(5)饮食护理:肠蠕动恢复后可拔除胃管,逐渐恢复饮食。少食产气食物,忌食生、冷、硬和刺激性食物。注意少量多餐,开始时每天 5～6 餐,逐步恢复正常饮食。全胃切除术后,肠管代胃容量较小,开始全流质饮食时宜少量、清淡;每次饮食后需观察患者有无腹部不适。

六、健康教育

(1)饮食应少量多餐、富含高蛋白、高热量、高维生素易消化食物,忌食生、冷、硬、油煎、辛辣、浓茶等刺激性及易产气食物,戒烟、酒。

(2)定期门诊复查,若出现腹部不适,应及时就诊。

(3)参加一定的活动和锻炼,注意劳逸结合,避免过度劳累。

(4)心理指导：向患者强调并解释疾病的治愈需要靠术后长期配合,要有坚定战胜疾病的信心,保持乐观向上的心态。

第六节 原发性肝癌

原发性肝癌是我国和某些亚非地区的常见癌症,病死率很高。肝癌可发生于任何年龄,男性比女性多见,我国中位年龄为 40～50 岁。

一、病因

(一)肝硬化

肝癌合并肝硬化的发生率很高,我国有报道高达 90% 以上。

(二)病毒性肝炎

临床中肝癌患者常有急慢性肝炎、肝硬化病史。

(三)黄曲霉毒素

黄曲霉毒素主要是黄曲霉毒素 B_1,来源于霉变的玉米和花生等。

二、临床表现

(一)症状

早期一般无任何症状,如出现以下症状,多为中、晚期。

1.肝区疼痛

肝区疼痛为最常见和最主要症状,约半数以上患者以此为首发症状,多为右上腹或中上腹持续隐痛、胀痛或刺痛,夜间或劳累后加重。

2.消化道症状

消化道症状表现为食欲减退、腹胀、恶心、呕吐、腹泻等,由于这些症状缺乏特异性,易被忽视,晚期患者可能会出现恶病质。

3.全身症状

消瘦乏力,早期不明显,晚期体重呈进行性下降,还伴有贫血、腹水、出血和水肿等恶病质表现;还可出现发热,体温多为 37.5～38 ℃,个别高达 39 ℃以上,抗生素无效。

4.伴癌综合征

伴癌综合征较少见,主要有红细胞增多症、低血糖、高钙血症和高胆固醇血症。

(二)体征

(1)肝大与肿块为中晚期肝癌最常见体征。肝呈进行性肿大,表面有明显结节,质硬有压痛,表面高低不平,可随呼吸上下移动。

(2)黄疸和腹水见于晚期患者。

三、治疗

治疗原则为早诊断、早治疗、早期手术切除,是目前治疗肝癌最有效的方法,小肝癌的手术切除率可达80%以上,术后5年生存率达75%以上。

(一)非手术治疗

(1)局部消融治疗:主要包括射频消融、微波消融、冷冻消融等。

(2)肝动脉栓塞化疗:是一种介入治疗,对于不能手术的晚期肝癌,此疗法为首选。

(3)放疗:适用于肿瘤较局限、无远处广泛转移而又不宜手术切除者。

(4)免疫治疗和基因治疗。

(5)中医中药治疗。

(6)系统治疗:包括分子靶向药物治疗和系统治疗。

(二)手术治疗

(1)肝切除术遵循彻底性和安全性两个原则。

(2)不能切除肝癌的手术可根据具体情况,作液氮冷冻、激光气化、微波或射频治疗等。

(3)肝癌根治性切除术后5年复发率50%以上。若再次复发,病灶局限,患者能耐受手术情况下,可再实施手术。

(4)肝移植:原发性肝癌是肝移植的指征之一,疗效高于肝切除术,但术后易复发。

四、护理评估

(一)术前评估

1.健康史

(1)一般资料:如性别、年龄、婚姻和职业及经济状况;是否居住于肝癌高发区。

(2)病因和相关因素:有无肝炎、肝硬化及其他疾病;了解患者饮食习惯和生活习惯,有无进食黄曲霉的食物;有无亚硝胺类致癌物质接触史等;家族成员中有无肝癌或其他肿瘤病史。

（3）既往史：有无癌肿和手术史；有无其他系统伴随疾病。

2.身体状况

（1）局部：有无肝大、肝区压痛、上腹部肿块等。肿块的大小、部位，质地是否较硬，表面是否光滑。是否肝浊音界上移等。

（2）全身：是否有腹水、黄疸等体征；有无消瘦表现；有无上消化道出血、肝性脑病等。

（3）辅助检查：了解患者甲胎蛋白水平、血清酶谱、肝炎标志物等检查结果，以及 B 超、CT 和 MRI 检查有无证实肝占位。

3.心理-社会状况

患者对疾病的认知程度；心理承受能力；家庭和社会的支持情况。

（二）术后评估

了解麻醉、手术术式及术中情况，术后生命体征，各引流管状况等，有无并发症发生。

五、护理措施

（一）术前护理

1.疼痛护理

（1）评估疼痛发生时间、性质、部位、诱因和程度，对症治疗。

（2）止痛治疗：按照三级止痛原则给予镇痛药物，指导患者分散注意力的方法。

2.保肝治疗

嘱患者保证充足的睡眠，给予支链氨基酸治疗，或保肝药物治疗，避免使用巴比妥类、盐酸氯丙嗪等有损肝脏的药物。

3.维持体液平衡

对肝功能不良伴腹水者，严格控制水和钠的摄入量，同时遵医嘱合理补液与利尿，注意纠正低钾血症等水、电解质失调；准确记录每小时出入量。

4.术前准备

除按常规腹部术前准备外，根据患者肝切除手术大小准备充足的血和血浆，做好术中物品准备，如化疗药物、止血药物、预防性抗生素等。术前 3 天进行肠道准备，甲硝唑、液状石蜡口服。术前清洁灌肠，以减少氨的来源和消除术后可能诱发肝性脑病的因素。

(二)术后护理

(1)术后6小时若病情允许可取半卧位,一般不鼓励患者早期活动,术后24~48小时内静卧休息。

(2)疼痛护理:根据肝功能情况给予止痛药物,尽量避免使用对肝功能有损伤的药物,同时做好心理安抚。

(3)切口和引流管的护理:保持伤口敷料清洁、干燥和固定。引流管应妥善固定,确保有效引流。

(4)肛门排气后当天,嘱患者进少量水,无不适主诉,次日进食流质、半流质,逐步过渡到普食,少量多餐。

六、健康教育

(1)心理护理:鼓励患者应树立战胜疾病的信心,配合医护人员的治疗和护理。

(2)注意防治肝炎,不吃发霉食物,定期检查身体,早发现早治疗。

(3)多吃含高热量、优质蛋白、富含维生素和纤维素的食物,多食新鲜蔬菜、水果,以清淡易消化为宜。若有腹水、水肿,应控制钠盐摄入。

(4)患者应注意休息,如果体力许可,可作适当活动或参加部分工作,要劳逸结合。嘱患者要保持大便畅通,防止便秘,可适当用缓泻剂,预防血氨升高。

(5)出院后嘱患者及家属应注意若有水肿、体重减轻、出血倾向、黄疸和乏力等症状应及时就诊。要定期随访,第1年每1~2个月复查甲胎蛋白、B超和X线胸片,以便早期发现复发或转移迹象。

第七章

泌尿外科护理

第一节 尿路结石

尿路结石又称尿石症,是指在泌尿系统内因尿液浓缩沉淀形成颗粒或成块样聚集物,包括肾结石、输尿管结石、膀胱结石和尿道结石。结石可见于肾、输尿管、膀胱和尿道的任何部位,但以肾与输尿管结石为常见。

泌尿系统结石是泌尿系统的常见病、多发病。近年来发病率有上升趋势,复发率高。发病时间以夏秋季节多发。好发人群以高温、高空作业、司机、农村重体力劳动者以及长期卧床的患者居多。发病年龄为 25～50 岁,常见于 30～40 岁。男女发病比例为 3∶1。

一、病因

泌尿系统结石的成因十分复杂。泌尿系统结石主要成分以草酸钙结石最常见,磷酸盐、尿酸盐、碳酸盐次之,胱氨酸结石罕见。多数结石混合两种或两种以上成分。

(1)跟职业、饮食成分、水分摄入量、气候以及尿液因素有关。

(2)解剖结构异常,如尿路梗阻、尿路感染等也易形成结石。

二、临床表现

临床表现因结石所在部位不同而表现不同。

(1)肾与输尿管结石的典型表现:腰腹部剧烈疼痛,伴有恶心、呕吐以及血尿。

(2)上尿路结石主要表现为与活动有关的肾区疼痛和血尿。

（3）膀胱结石主要是膀胱刺激症状，如尿频、尿急和和排尿终末疼痛。典型症状为排尿突然中断并感觉疼痛。

（4）尿道结石表现为排尿困难、点滴状排尿及尿痛，甚至造成急性尿潴留。

三、治疗

结石防治的主要目的：一是去除病因，防止复发；二是清除结石，保护肾脏功能。可以根据结石大小、位置、数量、肾功能和全身状态、代谢、梗阻、感染及其程度而定。

（一）非手术治疗

结石<0.6 cm，无尿路梗阻、无感染，可先采用保守疗法。

1.水化疗法

每天饮水 2 500～3 000 mL，最多可饮 4 000 mL。

2.体外冲击波碎石

（1）适应证：适用于肾、输尿管上段结石，直径<2 cm 的肾结石、直径<1 cm 的输尿管结石等，效果很好，为首选治疗方法。

（2）禁忌证：有全身出血性疾病者；戴心脏起搏器的患者；躯体畸形的患者；严重的心肺功能障碍的人；孕妇。

（3）通过 X 线或 B 超检查对结石进行定位，利用高能冲击波聚焦后作用于结石，使结石裂解，直至粉碎成细沙，随尿液排出体外。

（二）手术治疗

开放性手术治疗可采取肾盂切开取石术、肾实质切开取石术、肾部分切除术、肾切除术、输尿管切开取石术。对于膀胱结石可采取经尿道膀胱镜取石或碎石、耻骨上膀胱切开取石术。

1.传统开放手术

目前开放式手术取石比率已经大幅度降低，仅仅占外科治疗总数的1％～5％，而且有被腔镜取代的趋势，主要用于以下情况：结石远端存在尿路狭窄，需要在取石的同时进行尿路成型者；体积过大或数目过多的复杂性肾结石；结石导致肾脏功能丧失而被迫进行肾切除者。

2.微创手术

对上尿路结石，微创手术可以采用经皮肾镜取石术或碎石术、输尿管镜取石或碎石术、腹腔镜输尿管取石术。

四、护理评估

(一)健康史

了解患者的年龄、职业、生活环境、饮食和饮水情况及特殊爱好;了解疼痛的性质。有无血尿、排尿困难、膀胱刺激征和尿路感染的表现;了解患者的家族史、服药史,感染史,有无泌尿系统梗阻、感染和异物史;有无甲状腺功能亢进、痛风、肾小管酸中毒、长期卧床病史;了解药物、钙剂等药物的应用情况。

(二)身体状况

1.局部

叩痛部位。

2.全身

肾功能状态和营养状况,有无其他合并疾病的体征。

3.体征

结石所致肾积水,可在上腹部扪及增大的肾。个别患者的结石不引起任何症状,只是在体检时发现。

(三)辅助检查

血、尿常规是否异常,影像学检查是否异常,内镜检查是否显示有结石的存在。

(四)术后评估

理解患者结石排出的情况;尿路梗阻是否解除;肾功能恢复情况;切口愈合情况;有无发生尿路感染。

(五)心理-社会评估

结石复发率高,肾、输尿管结石梗阻可以引起肾功能进行性衰退,特别是肾结石,最终可发展为尿毒症。此类患者的预后有很多的心理问题,希望能经过手术办法使结石排出。

五、护理措施

(一)一般护理

密切观察患者疼痛的部位、性质、程度、伴随症状及生命体征的关系;发作期患者应卧床休息;指导患者用分散注意力,深呼吸等非药物性方法缓解疼痛。不能缓解时,遵医嘱应用镇痛药物,安慰鼓励患者,树立战胜疾病的信心。

(二)饮食护理

若患者无头晕、恶心、呕吐等反应可正常进食。多饮水可增加尿量,有利于结石的排出。

(三)药物治疗与护理

(1)调节尿 pH:口服枸橼酸钾、碳酸氢钠等使尿液碱化,可治疗与尿酸和胱氨酸相关的结石。口服氯化铵使尿液酸化,有利于防止磷酸钙及磷酸镁铵的生长。

(2)调节代谢的药物:别嘌醇可降低血和尿的尿酸含量;乙酰半胱氨酸有降低尿中胱氨酸的作用,此外还有溶石作用。

(3)解痉止痛:主要治疗肾绞痛。常用药物有阿托品、哌替啶。此外,局部热敷、针刺、应用钙通道阻滞剂、吲哚美辛、黄体酮等也可缓解肾绞痛。

(4)抗感染:根据尿细菌培养及药物敏感试验选用适合的抗菌药控制感染。

(5)中医中药治疗以清热利湿,通淋排石为主,佐以理气活血、软坚散结。常用的成药有尿石通等。

(四)手术治疗的护理

1.术前护理

协助做好术前检查:除常规检查外,应注意患者的凝血功能是否正常,若患者近期服用阿司匹林、华法林等抗凝药物,应嘱患者停药,待凝血功能正常后再行碎石术。指导患者术前常规禁食水,术日晨灌肠,术区备皮。术区备皮范围如下。

(1)腹部手术(膀胱结石):上平剑突下至大腿上 1/3 前、内侧及外阴部,两侧至腋后线。

(2)肾区手术(上尿路结石):上起乳头连线,下至腹股沟(包括外阴部),前后均超过正中线。

2.术后护理

(1)病情观察:根据麻醉方式决定术后体位。每半小时或 1 小时测量生命体征一次,观察患者的神志、面色及精神状况。准确记录 24 小时出入量,并观察创腔引流管及肾造瘘管的情况,观察引流液的性质、颜色及量。鼓励可进食的患者多饮水。

(2)肾造瘘引流管的护理:皮肤上的固定点必须顺着造瘘管的插入方向,用胶布固定;指导患者翻身前先将造瘘管留出一定长度,然后再翻向对侧,下床活动时必须先将造瘘管拿好;定时挤压引流管。若发现引流不畅,可在无菌操作下,用适量使用的生理盐水反复冲洗(5~10 mL);观察肾造瘘管周围敷料情况,发现渗血、渗液要及时更换。

(3)留置双 J 管及导尿管的护理:①术中常规放置双 J 管,有内支架和内引流的作用。置管期间观察有无血尿、尿路刺激症状、尿液反流等情况。一般术后4周拔除双J管。②留置导尿管应持续开放，保持引流通畅，以减轻膀胱内压力，减少膀胱尿液反流至肾盂的机会，保持肾内低压状态。导尿管应妥善固定避免折叠、扭曲、受压，其高度不超过耻骨联合水平，防止发生逆行感染，鼓励患者多饮水，每天3 000 mL以上，以便有足够的尿液持续自然地冲洗尿道并观察尿液的颜色和量，做好记录。③做好尿道口护理：每天2次用碘伏棉球清洁尿道外口，防止逆行感染。术后留置导尿管时间为3～5天，拔管前需夹管，每2小时开放1次，训练膀胱排尿一天至两天后，待膀胱内充满尿液时拔管，拔管后即让患者自行排尿。④观察排石效果：观察尿液内是否有结石排出，每次排尿于玻璃或金属盆内，可以看到或听到结石的排出。用纱布过滤尿液，收集结石碎渣作成分分析；定期拍摄腹部平片以观察结石排出情况。

(五)并发症预防与护理

1.血尿

观察血尿变化情况。遵医嘱应用止血药物。肾实质切开者，应卧床2周，减少出血机会。

2.感染

(1)加强观察：注意患者生命体征，尿液颜色、性状及尿液检查的结果。

(2)饮水：鼓励患者多饮水，可以起到内冲刷的作用，也有利于感染的控制。

3.做好伤口及引流的护理

经皮肾镜取石术后常规放置肾盂造瘘管，必要时放置输尿管引流，开放性手术后常规引流管有伤口引流管、导尿管、肾盂造瘘管、输尿管支架、膀胱造瘘管等，应保持通畅和做好相应护理。

4.有感染者

遵医嘱应用抗菌药物控制感染。

六、健康指导

随着人们生活水平的不断提高，其结石的发病率也在不断增高，但是只要我们从生活中多加注意，就能起到预防的作用。本病重在预防。

(一)注意膳食结构

根据尿石成分的不同，饮食调理应该采取不同的方案。如草酸钙结石患者宜少食草酸钙含量高的食品，如菠菜、西红柿、马铃薯、草莓等。少食盐，应将每天的盐分摄取量减至2～3 g。

(二)治疗引起泌尿系统结石的某些原发病

甲状旁腺功能亢进会引起体内钙磷代谢紊乱从而诱发磷酸钙结石。因此,就需要先治疗甲状旁腺病。尿路梗阻性因素,如肿瘤、前列腺增生以及尿道狭窄等会造成尿液蓄积,尿中的有机物沉淀,沉淀的有机物就可能增大而变成非晶体的微结石。所以,治疗引起泌尿系统结石的某些原发病对于预防结石复发也非常重要。

(三)预防和治疗泌尿系统感染

泌尿系统感染是尿石形成的主要局部因素。

(四)服用中药

每隔一定时间,用中药金钱草和海金沙泡水服用,有利于排出体内细小的结石。

(五)多饮水

多饮水以增加尿量,有利于体内多种盐类、矿物质的排出。当然,应该注意饮水卫生,注意水质,避免饮用含钙过高的水。

(六)多活动

患者可以多进行活动,如散步、慢跑等。体力好的时候还可以原地跳跃,同样有利于预防泌尿系统结石复发。

(七)复查

定期尿液检查、X线或B超检查,观察结石有无复发及残余结石情况。

第二节 前列腺增生

良性前列腺增生简称前列腺增生,俗称前列腺肥大,是引起中老年男性排尿障碍最为常见的一种良性疾病,主要表现为组织学上的前列间质和腺体成分的增生、解剖学上的前列腺增大、尿动力学上的膀胱出口梗阻,在临床上以下尿路症状为主要表现。一般在50岁以后出现临床症状。

一、病因

其确切病因尚不清楚,目前一致公认的是老龄和有功能的睾丸是发病的基础,两者缺一不可。可能是由于上皮和间质细胞的增殖和细胞凋亡的平衡破坏引起。相关因素有雄激素及其与雌激素的相互作用、前列腺间质-腺上皮细胞的相互作用、生长因子神经递质等。

二、临床表现

(一)症状

(1)尿频、尿急:尿频是最常见的早期症状,夜间更为明显。

(2)排尿困难:进行性排尿困难是前列腺增生最主要的症状。典型表现是排尿迟缓、断续、尿细而无力、射程短、终末滴沥、排尿时间延长。

(3)尿潴留、尿失禁:严重梗阻者膀胱残余尿增多,长期可以导致膀胱无力,发生尿潴留或充盈性尿失禁。

(二)体征

直肠指诊可以触及增大的前列腺,其表面光滑、质韧、边缘清楚,中间沟变浅或消失。

(三)并发症

急性尿潴留、肉眼血尿、泌尿系统感染、膀胱结石、继发性上尿路积水。

三、治疗原则及要点

(1)观察随访无明显症状或症状较轻者,一般无须治疗,但是要密切随访。

(2)药物治疗适用于刺激期和代偿早期的前列腺增生患者。目前,前列腺增生标准的药物治疗包括 α_1 受体阻滞剂、5α 还原酶抑制剂以及二者联合治疗。

(3)手术治疗:前列腺增生患者合并膀胱大憩室,腹股沟疝、严重的痔疮或脱肛,临床判断不解除下尿路梗阻难以达到治疗效果者,应当考虑外科治疗,行耻骨上经膀胱前列腺切除术及耻骨后前列腺切除术。

手术治疗的适应证:中、重度前列腺增生患者;下尿路症状已明显影响患者的生活质量,尤其是药物治疗效果不佳者,可以考虑外科治疗。当前列腺增生导致以下并发症时,建议采用外科治疗:①反复尿潴留(至少在一次拔管后不能排尿或两次尿潴留)。②反复血尿,5α 还原酶抑制剂治疗无效。③反复泌尿系统感染。④膀胱结石。⑤继发性上尿路积水(伴或不伴肾功能损害)。

(4)经尿道前列腺切除术:主要适用于治疗前列腺体积在 80 mL 以下的前列腺增生患者,技术熟练的可以适当放宽对前列腺体积的限制。因冲洗液吸收过多导致的血容量扩张及稀释性低钠血症发生率为 2%,其危险因素包括术中出血过多、手术时间长和前列腺体积大等。需要输血的概率为 2%～5%。

(5)其他治疗。①激光治疗:目前应用钬激光治疗前列腺增生,疗效肯定。②经尿道球囊高压扩张术。③前列腺尿道网状支架。④经尿道热疗。⑤体外高强度聚焦超声等治疗对缓解前列腺增生引起的梗阻症状有一定疗效,适用于不能耐受手术的患者。

四、护理评估

(一)健康史

了解患者吸烟、饮食;饮酒及性生活等情况;患者平时饮水习惯,是否有足够的液体摄入量和尿量;了解患者一般情况,有无活动有关的血尿、疼痛、尿石等身体状况;有无因结石梗阻造成发热,而导致肾积水;了解有无家族史、地域及饮食习惯。

(二)身体状况

了解结石的位置、大小、数量、血尿及疼痛的程度;有无高热、肾积水造成肾脏损害的程度。

(三)辅助检查

尿常规可以确定下尿路症状患者是否有血尿、蛋白尿、脓尿及尿糖等;B超检查结果是否正常;尿流率检查结果是否异常;前列腺特异性抗原的数值是否正常。

(四)术后评估

评估膀胱引流是否通畅,膀胱冲洗液的颜色、血尿的程度及时间;切口愈合情况;是否出现膀胱痉挛;有无发生出血、尿失禁;水、电解质平衡情况。

(五)心理-社会评估

护士应了解患者及家属对疾病的认知情况,如采取的治疗方法、手术可能出现的并发症等;了解家庭的经济情况,以评估患者是否有焦虑、紧张情绪;评估患者及家属是否了解治疗及护理方法等。

五、护理措施

(一)术前护理

1.心理护理

针对患者的心理特点,向患者讲解手术的优越性,术后的注意事项,并介绍手术成功患者的经验,使者进入最佳的心理状态。

2.术前准备

积极控制尿路感染,对有尿潴留者应留置导尿管并保持有效引流。完善术前各项辅助检查,排除手术、麻醉禁忌证,术前一天备皮,术前晚及术日晨用0.2%肥皂水清洁灌肠,保证充足的睡眠,必要时遵医嘱给予安眠药。

(二)术后护理

(1)密切观察患者的意识状态、呼吸、血压、脉搏的变化。

(2)饮食:肠蠕动恢复后可进高蛋白、富有营养的易消化饮食,保持大便通畅,避免因排便用力使前列腺窝出血,多饮水,每天 2 500～3 000 mL。

(3)做好膀胱冲洗护理:根据血色调节冲洗速度,准确记录尿量、冲洗量和排出量,尿量＝排出量－冲洗量。行持续膀胱冲洗,勿使导管扭曲、受压及脱落。注意冲洗液的温度。

(4)保持引流的通畅、注意观察尿液的颜色,如有血块堵塞引流管,及时冲洗直至引流液呈清澈或粉红色。

(5)疼痛时可做深呼吸运动,必要时可通过应用止痛剂缓解疼痛,术后常规给予缓泻剂、术后 5 天内不宜灌肠。

(6)卧床期间按摩肢体受压部位防止深静脉血栓形成。

(7)拔除气囊导尿管后,应嘱患者勤解小便,防止膀胱内压力增高继发出血。

(8)膀胱痉挛的预防及护理:膀胱痉挛是前列腺气化电切术后早期最常见的并发症,多在术后 3 天内出现,给患者带来极大的痛苦。膀胱逼尿肌不稳定,创伤,引流不畅,冲洗液温度不适,冲洗速度过快,精神因素等均可诱发膀胱痉挛。患者表现为下腹明显胀满感,急迫的排尿感。膀胱冲洗不畅,冲洗液反流,血尿加重,应及时给予患者止痛、解痉药物并进行膀胱按摩,尽早缓解症状。

(9)并发症的护理。①尿频、尿失禁:为减轻拔管后出现的尿失禁或尿频现象,一般在术后 2～3 天嘱患者练习收缩腹肌、臀肌及肛门括约肌;也可辅以针灸或理疗等。尿失禁或尿频一般在术后 1～2 周内可缓解。②出血:加强观察。指导患者在术后 1 周逐渐离床活动;避免增加腹内压的因素,禁止灌肠或肛管排气,以免造成前列腺窝出血。

六、健康指导

(一)用药指导

教会患者如何服用药物及药物的常见不良反应的应对措施。

(二)疾病知识指导

排尿功能训练:若有溢尿现象,指导患者继续做肛提肌训练,以尽快恢复尿道括约肌的功能;指导患者自我观察及预防有无尿道狭窄发生,若有及时就医;附睾炎常在术后 1～4 周发生,若出现阴囊肿大、疼痛、发热等症状及时就诊。

(三)性生活指导

前列腺经尿道电切术后 1 个月、经膀胱切除术后半个月,原则上可以恢复性生活。若出现逆行射精现象,不影响性交;少数患者可出现阳痿,可以先采取心理治疗,同时查明原因,再进行针对性治疗。

(四)饮食指导

培养良好的饮食习惯,不食用辛辣刺激性食物,禁烟、酒,少饮咖啡、浓茶、多饮凉开水,多选择高纤维植物和植物性蛋白,多食用新鲜蔬菜、水果、粗粮大豆等。多饮水稀释尿液减少创面刺激。多吃易消化食物、防止大便干燥。

(五)定期复查

告知患者在手术后 2~30 天,术区凝固性坏死的组织脱落后,5%的患者会出现血尿,但可以自行消失。若出血严重要及时就医。定期做尿动力学检查、前列腺 B 超检查、定期复查尿流率及残余尿量。

第三节　肾　　癌

肾癌即肾细胞癌,是指起源于肾实质泌尿小管上皮系统的恶性肿瘤,是最为常见的肾实质恶性肿瘤,占原发肾肿瘤的 85%,占成年人恶性肿瘤的 3%。肾细胞癌在泌尿系统肿瘤中的发病率在膀胱癌、前列腺癌之后,居第三位。高发年龄为 50~70 岁,男性多于女性,比例约为 2∶1,无明显的种族差异。

一、病因

目前认为与下列因素有关。

(一)吸烟

吸烟可能是肾癌的危险因素。

(二)环境接触

汽车尾气及温室气体排放量大,大气污染,森林面积减少,生态平衡受到破坏。

(三)职业接触

长期接触金属镉和铅的工人、报业工人、皮革和石棉及焦炭工人,干洗业等。

(四)其他因素

遗传因素、肥胖、高血压、放射线、饮食因素等。

二、临床表现

(一)血尿

无痛性肉眼血尿是患者就诊的初发症状。

(二)肿块

肿瘤长大后,可在肋缘下触及包块,表面不平。

(三)疼痛

患者早期无任何不适,病变晚期则可以由于肿瘤包块压迫肾包膜或牵拉肾蒂而引起腰部酸胀坠痛。

三、治疗原则及要点

(一)手术治疗

已经确诊的患者,应及早进行以手术为主的综合治疗。手术方式分为单纯肾切除术和根治性肾切除术。

(二)激素治疗

黄体酮、睾酮对转移性肾癌具有缓解病情的作用。

(三)免疫治疗

干扰素、白细胞介素Ⅱ卡介苗、转移因子等。

四、护理评估

(一)健康史

护士应收集患者血尿的特点(性质、持续时间、部位等)、既往史、家族史、饮食习惯、饮酒史、吸烟史、生活方式及肾癌相关知识,了解家族中有无肾癌发病者,初步判断肾癌的时间。

(二)发病特点

患者有无血尿及血尿的程度,有无排尿形态的改变和经常性腰痛,本次发病是患者在体检时无意发现还是出现血尿、腰痛或自己扪及包块而就医,不适是否影响患者的生活质量。

(三)身体状况

身体状况包括肿块的位置、大小、数量、肿块有无触痛、活动度情况。了解患者全身重要脏器的功能状况,有无转移灶的表现及恶病质。

(四)辅助检查

(1)B超检查:能够准确地区分肿瘤的大小,查出直径 1 cm 以上的肿瘤。

(2)X线检查:检查泌尿系统平片。

(3)CT 检查。

(4)MRI 检查。

(5)静脉肾盂造影检查。

(6)肾动脉造影及栓塞。

五、护理措施

(一)一般护理

患者在术后生命体征平稳后取健侧卧位,避免过早下床。行全肾切除的患者术后一般卧床 3~5 天,行肾部分切除术者常需要卧床 1~2 周。

(二)饮食护理

术前指导患者进食营养丰富的食品,提供色香味俱全的饮食及良好的就餐环境,促进患者的食欲,对胃肠功能差的患者,术前给予静脉营养支持,必要时给予输血来提高血红蛋白及患者的抵抗力,保证患者术后早日康复。术后先禁食水,肛门排气后给予流质、半流质饮食,逐渐过渡到普食。

(三)药物治疗与护理

护士需要评估并记录患者血尿持续的时间、特点及伴随的症状,疼痛的部位、性质等,遵医嘱给予患者抗炎、止血、止痛等药物对症治疗。向患者讲解用药的目的、注意事项及不良反应,给予心理支持。

(四)手术治疗的护理

1.手术前护理

(1)在做好营养支持及心理护理的同时,做好术前准备:嘱患者保持情绪稳定,避免焦虑,备皮后洗头、洗澡更衣,准备好需要的各种物品。

(2)术前护理:护士向患者讲解将要接受的手术方式,手术的安全性和必要性,向患者说明术前胃肠道准备和术区及会阴部清洁的重要性。遵医嘱给予术前用药并注意观察用药后的反应。术区备皮范围上自乳头平线,下至耻骨联合,前后均过正中线,会阴部剃掉阴毛。术前常规灌肠,术后肠蠕动未恢复前需禁食水,给予健康指导。

2.术后护理

(1)密切观察患者的生命体征的变化。按手术及麻醉方式决定术后体位,保持导尿管及创区引流管通畅,防止打折、扭曲、受压,观察各引流管引流液的颜色、性质、气味的变化,每天做会阴护理2次,每周更换引流袋1次,鼓励患者多饮水预防泌尿系统感染的发生。观察创区敷料有无渗出,如有则及时给予对症处理,鼓励患者尽量活动,以增加肠蠕动,促进患者早日康复。注意询问患者有无疼痛,向患者讲解分散疼痛注意力的方法,如听音乐、看书、与亲属或朋友聊天等,必要时遵医嘱给止痛药物对症治疗,腹腔镜手术后注意观察患者有无气胸及皮下气肿的发生。

(2)改善患者的营养状况。①饮食指导:胃肠道功能健全的患者选择营养丰富的食品,改善就餐环境和提供色香味较佳的饮食,以促进患者食欲。②营养支持:对胃肠功能障碍者,在手术前后通过静脉途径给予营养,贫血者可予少量多次输血,以提高血红蛋白水平及抵抗力,保证术后顺利康复。

(3)减轻患者焦虑和恐惧:①为担心得不到及时有效的诊治而表现为恐惧、焦虑的患者,护理人员要主动关心患者,倾听患者诉说,适当解释病情,告知手术的必要性和可行性,以稳定患者情绪,争取患者的积极配合。②为担心术后并发症、手术后形象及生活质量的患者,应加强术前各项护理措施的落实,让患者体会到手术前的充分准备,亦可通过手术患者的现身说法,告知患者手术治疗的良好疗效,消除患者的恐惧心理。

(4)心理护理:护理人员应主动关心患者,倾听患者的诉说,向患者讲解有关知识,告知患者手术的安全性和必要性,向患者介绍本院的医疗技术水平,或请已经做过手术的患者给予现身说教给予患者心理支持。

3.并发症的护理

(1)出血:术后定时测量血压、脉搏、呼吸及体温的变化,观察意识状态。若患者术后引流液量较多、色鲜红且很快凝固,同时伴血压下降、脉搏增快,常提示有出血,应立即通知医师处理。护理措施为遵医嘱应用止血药物;对出血量大、血容量不足的患者给予输液和输血,对经过处理出血未能停止者,积极做好手术止血准备。

(2)感染:保持切口的清洁、干燥,敷料渗湿时予以及时更换,遵医嘱应用抗生素,并鼓励患者多饮水;若患者体温升高、伤口处疼痛并伴有血白细胞计数和中性粒细胞比例升高、尿常规示有白细胞计数增高时多提示有感染,应及时通知医师并协助处理。

六、健康指导

(一)用药指导

尽量避免服用对肾脏有损害的药物。

（二）活动与休息指导

一个月后适当从事轻体力活动和康复锻炼,防止疲劳和体力过多消耗。术后 3 个月内不能参加体力劳动和剧烈的活动,要保证充足的睡眠。

（三）饮食

进食高蛋白、高热量、高维生素饮食。

（四）复诊指导

每 2～3 个月复查 1 次腹部 B 超、X 线、核素骨扫描、CT,了解肿瘤有无复发及转移,终身随访,如果出现血尿、腰痛等不适症状立即就医。

第四节　膀　胱　肿　瘤

膀胱肿瘤是泌尿系统中最为常见的肿瘤。我国膀胱肿瘤的发病率在男性泌尿生殖器肿瘤中居第一位。男性发病率为女性的 3～4 倍,高发病年龄为 50～70 岁,以表浅的乳头肿瘤最为常见。膀胱肿瘤以上皮性肿瘤为主,占 95％以上,其中超过 90％为移行上皮细胞癌,本病恶性程度低,复发率高,一旦复发,恶性度增高。

一、病因

膀胱肿瘤的病因尚不清楚,有资料表明与下列因素有关。

(1)芳香族的胺类化学物质,如染料、皮革、橡胶、油漆工等。

(2)吸烟。

(3)慢性刺激、慢性炎症。

(4)染色体畸形、抑癌基因等有关。

二、临床表现

(1)血尿:间歇性、无痛、全程血尿。

(2)膀胱刺激征:尿频、尿痛,肿瘤较大或侵入肌层较深,坏死、溃疡合并感染时更为明显。

(3)排尿困难、尿潴留。

(4)畏寒、发热是合并感染的表现。

(5)膀胱癌的晚期症状:贫血、消瘦、下肢水肿和下腹部肿块。

三、治疗

(一)外科治疗

(1)经尿道膀胱肿瘤电切术。

(2)开放膀胱肿瘤切除术。

(3)部分膀胱切除术。

(4)全膀胱切除术。

(二)膀胱灌注治疗

膀胱灌注治疗已经成为最有效的预防浅表性膀胱癌复发的方法。其常见的化疗药物有羟喜树碱、丝裂霉素、多柔比星(阿霉素)等。每周 1 次,共 6 次,以后每月 1 次持续两年。应注意使患者在药物灌入膀胱后取平、俯、左、右侧卧位,每15 分钟更换一次体位,共 2 小时。

(三)化疗

化疗有全身化疗及膀胱灌注等方式。

(四)放疗

晚期浸润性癌采用姑息性放疗或化疗可以减轻症状,延长生存时间。膀胱肿瘤复发率高,可达 80%。

四、护理评估

(一)健康史

了解患者的年龄、性别、吸烟史以及是否有食用咖啡、腌制食品等习惯,是否为橡胶、印刷、塑料、皮具等行业的人员;既往是否有过血尿、膀胱炎、血吸虫病及有无泌尿系统肿瘤的家族史。

(二)身体状况

局部症状为血尿,是膀胱癌最常见和最早出现的症状。常表现为间歇性无痛性肉眼血尿。了解血尿发生的时间,是间歇性还是持续性,有无血块、有无疼痛,有无排尿困难、尿路刺激症状、耻骨后疼痛、腰痛等表现。评估和了解全身表现,如有无消瘦、贫血等营养不良的表现,重要脏器功能状态,有无转移的表现及恶病质。

(三)辅助检查

评估 B 超及膀胱镜检查所见肿瘤部位、大小、数量,组织病理学检查结果。

(四)心理-社会评估

评估患者的生活方式、家庭状况、职业及家庭经济承受能力,评估患者及家属对疾病的认知程度,拟采取的手术方式、手术并发症、排尿形态改变的认知程度。评估患者有无焦虑或恐惧等心理,社会的支持如何,患者得到的社区保健资源和服务如何。

五、护理措施

(一)术前护理

(1)消除患者的恐惧、疑虑和悲观的情绪,护士应针对患者的心理反应,反复强调手术的必要性,以取得患者的合作。

(2)患者保持良好的营养状态,以提高手术的耐受力,增加机体抵抗力。

(3)患者肠道准备充分,符合手术要求。肠道准备包括术前 3 天进半流质饮食,给予肠道抑菌剂;术前 2 天进流质饮食;术前 2 天禁食;术前晚行清洁灌肠。

(二)术后护理

1.饮食护理

术后 6 小时可以进流质饮食。排气后可以逐渐由清流、流质、半流质至普食,嘱患者多饮水,每天 3000 mL。行膀胱部分切除术的患者待肛门排气后,可以进营养丰富的食物。行膀胱全切回肠膀胱术后的患者要胃肠减压 2～3 天,禁食 3～4 天,禁食期间给予静脉营养。经尿道膀胱肿瘤电切术后的患者 6 小时可正常进食。

2.体位

术后麻醉已过,血压平稳后可取半卧位;膀胱全切术后卧床 8～10 天。

3.观察生命体征

早期发现休克的症状和体征。

4.引流管的护理

经尿道膀胱肿瘤电切术后保持引流管冲洗的通畅,观察冲洗的颜色,膀胱全切肠代膀胱术后注意膀胱造瘘管、腹腔引流管的护理。

(三)并发症的护理

1.出血

膀胱全切手术创伤大、术后可发生出血。需密切观察患者血压、脉搏、引流物的性状,若患者血压下降、脉搏加快、引流管内引出鲜血,且引流物每小时超过 100 mL 以上易凝固,提示有出血,应及时通知医师处理。

2.感染

密切观察患者病情、观察引流管和引流物的状况、给予止血和输血;观察体温变化;观察伤口及引流管内引流物的量和性质;应用抗菌药物防止感染发生。

3.尿瘘

密切观察切口敷料有无渗尿,引流管周围有无尿液流出,如有及时通知医师给予对症处理。

(四)心理护理

向患者讲解疾病的有关知识,告知患者手术的安全性和必要性,给予患者心理支持。护理人员要关心、体贴患者,倾听患者的诉说并为患者提供表达内心顾虑、恐惧、感受和期望的机会,向患者介绍本院的医疗技术水平,请已做过手术的患者给予现身说教,稳定患者的情绪。告知患者练习深呼吸、有效的咳嗽可减少术后并发症。

六、健康指导

(1)从事染料、橡胶皮革、塑料制品、油漆及有机化学加工等职业的人员应做好劳动保护,避免直接接触有害物质。

(2)及时治疗膀胱慢性炎症、尿路结石等疾病。

(3)戒烟,减少咖啡饮用量,避免食用糖精、慎重应用镇痛药等。

(4)对尿流改道的患者,应教会其护理的方法。

(5)膀胱癌术后坚持膀胱灌注化疗药物。

(6)适当锻炼、加强营养、增强体质。

(7)告知患者膀胱癌易复发,术后3年内应定期复查。

(8)长期留置导尿管者应定时夹闭导尿管,训练膀胱功能。拔管后发生排尿困难可行腹部热敷,温水冲洗外阴,听流水声诱导排尿。

第五节 前列腺癌

前列腺癌是男性生殖系统最常见的恶性肿瘤,多发生在50岁以上,其发病率随年龄增加而增高,发病有明显的地区和种族差异,据统计中国最低,欧美洲人最高,非洲和以色列居中间。但是近年来逐年呈上升趋势。前列腺癌病因尚未完全查明,可能与种族、遗传、性激素、食物、环境有关。有前列腺癌家族史的人群有较高的前列腺患病危险性。前列腺癌常从腺体外周带发生,很少单纯发生于中心区域。约 95% 的前列腺癌为腺癌,其余 5% 中,10% 是移行细胞癌,10% 为神经内分泌癌和肉瘤。

一、病因

前列腺癌多发生于 20 岁以上的男性,随年龄增加而发病率增加,81~90 岁为最高。发病的危险因素有种族、遗传、肥胖、性激素、生活习惯改变、日光照射、长期接触镉等化学物质、进食高热量动物脂肪和维生素 A、维生素 D、酗酒等。研究显示,双氢睾酮在前列腺癌发生过程中发挥重要的作用。近年来的研究还认为癌的发生是基因(癌基因与抑癌基因)调控失衡的结果。蔬菜、水果、谷物等富含纤维素的食物豆类以及维生素 E、雌激素等可能有防癌作用。

二、临床表现

(一)排尿功能障碍症状

排尿功能障碍一般称渐进性或短时间内迅速加重,表现为尿频、排尿困难、尿线变细、排尿不尽感、夜尿增多、尿潴留、疼痛、血尿或尿失禁。

(二)局部浸润性症状

膀胱直肠间隙常被最先累及,这个间隙内包括前列腺精囊、输精管、输尿管下端等脏器结构,如肿瘤侵犯并压迫输精管会引起患者腰痛以及患侧睾丸疼痛,部分患者还诉说射精痛。

(三)其他转移症状

前列腺癌容易发生骨转移,开始可以无病状,也有因骨转移引起神经压迫或病理骨折。

(四)体征

早期无明显体征,直肠指检可触及前列腺结节,质硬。淋巴结转移时,患者可以出现下肢水肿。脊髓受压可以出现下肢痛,无力。

三、治疗原则及要点

前列腺癌的治疗应根据患者的年龄、全身状况、临床分期及病理分级等综合因素考虑。前列腺癌是男性老年疾病,一般发展缓慢,病程长,对 70 岁以上,预测寿命低于 10 年的患者不易进行根治性前列腺切除术,因为高龄患者的死亡多数与癌症无关,而内分泌治疗和放疗对多数患者来说可望获得 5 年以上的生存率。

(1)非手术治疗即观察等待,主动监测前列腺癌的进程,在出现肿瘤进展或临床症状明显时给予治疗。

（2）根治性前列腺切除术是局限在包膜以内的前列腺癌最佳治疗方法，但仅适于年龄较轻、能耐受手术的患者。

（3）第Ⅲ、Ⅳ期前列腺癌以内分泌治疗为主，可行睾丸切除术，配合雄激素制剂如比卡鲁胺、氟他胺等治疗可提高生存率。

四、护理评估

（一）健康史

健康史包括患者一般情况，家族中有无前列腺癌发病者，初步判断前列腺癌的发生时间，患者有无排尿困难、尿潴留、刺激症状，有无骨痛、排便失禁。本次发病是体检时无意发现还是出现排尿困难、尿潴留情况而就医。不适是否影响患者的生活质量。

（二）身体状况

肿块的位置、大小，是否局限在前列腺内。有无骨转移、肿瘤是否侵及周围器官。

（三）辅助检查

直肠指检，应在抽血检查前列腺特异性抗原后进行，可以触及前列腺结节；影像学检查包括经直肠超声检查、CT 检查、MRI 检查、全身核素检查。

五、护理措施

（一）一般护理

给予患者心理支持，护理人员要主动关心患者，倾听患者的诉说，向患者讲解疾病相关知识，前列腺癌的恶性程度属于中等，经过有效治疗后疗效尚可，5 年内生存率较高，告知患者手术的安全性和必要性，向患者介绍医疗技术水平，请已经做过手术的患者给予现身说教，稳定患者的情绪，取得患者的配合，消除患者不必要的顾虑，增强康复的信心。对于去势术后患者可能情绪低落，用药后逐渐出现性欲下降、勃起功能障碍，应充分理解和尊重患者，加强心理护理。

（二）饮食护理

前列腺癌早期多无症状，有症状就医时大多是中晚期，机体都有不同程度的消耗，向患者讲解饮食的重要性，给予营养支持，多食富含多种维生素的食物，多饮用绿茶，保持丰富的膳食营养，必要时给予肠内营养支持治疗。

（三）药物治疗与护理

1.化疗药物的应用

化疗药物常用有环磷酰胺、氟尿嘧啶、多柔比星等，但有较严重的心血管、肝脏、肾脏、肺脏的不良反应,应用期间应密切观察并给患者予心理支持。联合用药可以减少各自反应。

2.内分泌药物的应用

前列腺去势后继续用雌激素治疗,每天给予己烯雌酚 6～10 mg,分 3 次,连用 2～3 个月。雌二醇每次 1～2 mg,1 个月 1 次口服。但是易引发心血管的并发症,应给予对症处理。

3.手术的治疗护理

术后护士应密切观察患者的生命体征,保持导尿管通畅,防止打折、扭曲、受压,观察尿液的颜色、性质、气味的变化,观察术区敷料有无渗出,若有则及时给予对症处理,预防感染发生。

(四)并发症的预防及护理

(1)出血的护理:观察有无出血的症状,及时发现、及时护理。

(2)预防感染的护理:加强基础护理,保持切口清洁,保证引流管通畅,应用光谱抗菌药物预防感染,加强营养,适当锻炼,增强机体抵抗力。

六、健康指导

(一)康复指导

注意劳逸结合,术后 3 个月内避免剧烈活动,如骑自行车、负重等避免继发出血。合理饮食,加强营养,避免过多的食用红色肉类(牛肉、羊肉等)及高脂肪食物,因为红色肉类是前列腺癌的高发因素之一,多食用豆类、谷物、蔬菜、水果、绿茶等,上述食物对预防前列腺癌有一定作用。

(二)用药指导

雌二醇氮芥药物在用药期间应严密观察其不良反应的发生,因肾癌对放疗、化疗均不敏感,所以生物素治疗是此类患者康复的主要方法,患者在用药期间有低热、乏力等不良反应及时就医。

(三)疾病知识指导

保持乐观的情绪,充分休息,适度身体锻炼及娱乐活动,加强营养,增强患者的机体抵抗力,及时给予对症处理。

(四)定期复查

定期检测前列腺特异性抗原是前列腺癌预后的重要指标,如有骨转移者可以加用放疗、双膦酸盐及镇痛治疗。必要时检查 B 超和 X 线胸片。

第八章

骨 科 护 理

第一节 颈 椎 病

颈椎病是因颈椎间盘退变及其继发改变,刺激或压迫相邻脊髓、神经、椎动脉和食管等组织,引起相应的临床表现。

一、病因

(一)颈椎间盘退行性变

颈椎间盘退行性变是颈椎病发病最基本的原因。颈椎是脊椎骨中体积最小、活动度最大的椎体,很容易发生生理性退行性变。

(二)颈椎慢性劳损

慢性劳损是最常见的促进发病的因素。

(三)颈椎外伤

各种颈椎外伤可以导致颈椎过屈或过伸的急慢性损伤,都可以产生压迫症状而诱发本病。

(四)发育性颈椎管狭窄

在发育性颈椎管狭窄的基础上,即使有轻微的退行性改变也可以产生压迫症状。

(五)颈椎先天畸形

颈椎先天畸形包括先天性椎体融合、颈椎半椎体、移行椎等都可以由于局部的生物力学发生变化而导致退变的发生。

二、症状和体征

(一)神经根型颈椎病

此型开始常为颈肩痛,可向同侧上肢放射。轻者为酸痛、胀痛、重者如刀割或针刺样痛,皮肤出现麻木,感觉过敏等症状。

(二)脊髓型颈椎病

颈肩痛表现常不明显,根据受压部位不同可出现麻木、肌肉无力,下肢、胸部、腹部发紧,有束带感。握力减退,手部不能做精细动作,持物易坠落,步履沉重,步态不稳易跌倒,有踩棉花的感觉。

(三)椎动脉型颈椎病

椎动脉型颈椎病表现为椎动脉供血不足的症状,主要有眩晕、头痛、视物障碍、恶心、呕吐、猝倒、记忆力减退、听力减退。

(四)交感神经型颈椎病

该型颈椎病主要有交感神经兴奋和抑制两种表现。

三、治疗

(一)非手术治疗

1.颈椎牵引疗法

牵引疗法可解除肌痉挛,增大椎间隙,减少对椎间盘的压力,减轻对神经根的压迫和对椎动脉的刺激,纠正小关节紊乱。

2.颈部制动法

颈部制动是限制颈部活动,常用的颈部制动器有颈托、围颈和支架。

3.推拿按摩疗法

推拿按摩疗法适用于非脊髓型颈椎病的早期治疗,有减轻肌痉挛、改善局部血液循环、加速炎症水肿消退的作用。

4.药物治疗

本病无特效治疗药物,一般根据病情可应用非甾体抗炎药、镇静剂、局部封闭等疗法。

5.自我保健疗法

避免颈部急慢性劳损、寒冷、外伤、颈部长时间处于屈曲位、仰伸位或突然扭转等。

(二)手术治疗

经非手术治疗无效,或反复发作,或脊髓型颈椎病症状进行性加重者可施行手术治疗,可分为前侧、前外侧及后侧 3 种手术入路。

(三)康复指导

(1)指导患者进行正确功能锻炼,肢体能活动的患者均要求做主动运动,以增强肢体肌肉力量,对肢体不能活动者,应协助并指导家属做好各关节的被动活动,以防止肌肉萎缩和关节僵硬。

(2)术后第 1 天,开始协助患者进行上肢及下肢各关节的主被动活动功能锻炼,目的是促进神经和肌肉的恢复,增加血液循环,防止静脉血栓形成。

(3)术后 3～5 天可戴颈托围领下地活动,进行四肢肌力训练、坐位和站立位平衡训练、步行功能训练、膀胱功能和大小便功能训练以及日常生活活动能力的训练。

(4)术后 8～12 周行颈、肩部手法按摩和颈部肌肉的等长收缩训练,逐步加强颈部的肌力。

(5)脊髓型颈椎病脊髓受压损害后,可造成手指间肌麻痹,致使手指并拢及握拳障碍,因此主要锻炼手的捏与握的功能。方法有拇指对指练习,手握拳然后用力伸指,手指练习外展内收,用手指夹纸,揉转石球或核桃,捏橡皮球或拧毛巾等。

四、护理评估

(一)健康史和相关因素

(1)患者的一般情况:患者年龄,职业特点等。

(2)患者此次发病的诱因和情况:患者有无突然转动颈部长时间处于某一位置;患者有无眩晕、头痛、视物模糊、耳鸣、心跳加速或猝倒等症状。

(3)既往史:以往有无类似情况发生,采取过何种手段;以往是否有高血压、心脏病、糖尿病等病史。

(二)身体状况

1.全身

患者的意识和生命体征、生活自理能力、有无大小便失控或失禁现象。

2.局部

患者疼痛或放射性痛的部位,取何种体位能减轻疼痛;患者四肢的感觉、运动和反射情况。

了解患者的 X 线、脊髓造影、CT、MRI 等检查结果,以判断病情、可能采取的治疗和护理措施。

(三)辅助检查

了解患者的 X 线、脊髓造影、CT、MRI 等检查结果,以判断病情、可能采取的治疗和护理措施。X 线片显示椎间隙及椎间孔狭窄。CT 及 MRI 检查可见椎体后缘骨质增生,椎间盘突出,黄韧带增生肥厚,硬膜囊受压等。

(四)心理-社会评估

患者及家属对该病的认识、心理状态,有无焦虑及焦虑的原因;家庭及社会对患者的支持程度。

五、护理措施

(一)非手术治疗的护理

1.保持有效牵引

患者可采用坐位或卧位,头前屈 15°左右牵引。以患者颈背部肌能耐受为限。

2.限制颈椎过度活动

选择合适的颈托或围领,并协助或教会患者使用,并告知注意事项,如保持有效制动,防止局部压伤等。

3.药物治疗

非甾体类药物有一定的不良反应,可在症状明显时短期交替使用。若有局限性的固定压痛点或典型的神经痛者可采用局部封闭或硬膜外腔阻滞疗法。

4.自我保健

睡眠时枕头高度要适中,工作中定时改变姿势,做颈部轻柔活动及上肢运动,以利于颈、肩肌肉弛张和改善血液循环。

(二)手术治疗的护理

1.术前护理

(1)做好术前常规护理,如备皮,训练患者床上练习大小便,告知手术前的注意事项等。

(2)呼吸道准备:吸烟者术前戒烟,避免受凉。为防止术后呼吸道感染的发生,术前每天定时练习数次深呼吸运动,以扩张肺和增加肺活量。并鼓励和指导患者进行有效的咳嗽和咳痰。

(3)给予心理支持:向患者讲解手术的必要性及简要过程,使患者保持积极的情绪。

(4)术前及术后适应性训练:术前训练患者床上排尿、排便,训练有效的咳嗽、咳痰,增加肺的扩张功能,尤其是老年患者。教会患者进行气管推移的训练,开始每次 10～20 分钟,以后渐增至每次 30～60 分钟。训练 3～5 天,使气管和食管被推至中线一侧。

(5)安全护理:颈椎病患者由于肌力下降而致四肢无力,容易跌倒,嘱咐患者穿平跟软底鞋,并保持地面清洁、干燥。走廊、卫生间等场所要有扶手,以防因步态不稳而跌倒。

(6)准备术中所用物品等。

2.术后护理

(1)生命体征监测:术后严密观察生命体征,患者回病房后详细向麻醉师或医师了解手术中情况,连接监护仪,观察血压、脉搏、呼吸、血氧饱和度的变化。保持呼吸道通畅,给予低流量持续吸氧。同时观察患者的神志、面色、口唇的颜色、尿量等。

(2)体位护理:患者采取合适的体位,多取仰卧位,枕部垫薄垫,用沙袋固定于颈部两侧制动。

3.颈部制动

前路手术时行植骨固定椎体融合,此类患者应采用颈托、枕颌带或颅骨牵引等固定,也可用大沙袋放在两侧颈肩部,制动颈部。用颈托固定时,松紧应适宜,保证固定确切。用枕颌带或颅骨牵引时,做好牵引护理,咳嗽、打喷嚏时用手轻按颈前部。

4.吸氧护理

给予低流量吸氧,每分钟 1～2 L。

5.密切观察病情

严密观察生命体征变化。如有病情变化,立即报告医师。

(1)呼吸:观察患者有无呼吸费力,张口状急速呼吸、应答迟缓或发绀等症状。若发现异常及时通知医师并配合采取措施。

(2)手术局部:观察颈部有无肿胀,切口敷料有无渗出,渗出液的量、色和性质等。患者切口渗血多、颈部明显肿胀、增粗,并出现呼吸困难、烦躁和发绀等症状时,需警惕局部出血或血肿,应立即通知医师。

(3)引流:观察引流管是否通畅,引流物的量、色泽、性质的变化并记录。若引流管引出大量血性液体,引流量每小时＞200 mL,连续 3 小时不停,高度怀疑活动性出血,应立即报告医师,采取必要的措施;保持有效引流,随时观察引流管有无扭曲、受压、漏气及脱出。

(4)观察患者躯体和双侧肢体的感觉及活动情况,有无感觉或运动功能障碍的现象。

(5)观察有无喉返、喉上神经受损的迹象,患者有无吞咽困难、饮水呛咳、声音嘶哑、发音不清等表现。若患者出现饮水呛咳,应及时报告医师。

6.并发症的护理

术后常见的并发症有肺感染、泌尿系统感染、切口感染、喉上及喉返神经损伤、压疮等。

(1)肺部感染:保持呼吸道通畅,继续增强肺部功能,必要时遵医嘱给予抗生素。

(2)泌尿系统感染:保持排尿通畅,对留置导尿管者注意保持导尿管引流通畅,加强尿道口和导尿管的护理。

(3)伤口感染:保持伤口敷料清洁、干燥,注意观察体温,若患者术后 2~3 天持续发热超过 38 ℃以上时,应注意观察有无感染,伤口有无红、肿、热、痛等炎症表现。

(4)喉上及喉返神经损伤:一次饮水量不宜过多,循序渐进,观察有无吞咽困难等情况的发生。

(5)压疮:定期帮助患者翻身,保持床单位的整洁和干燥。

(6)呼吸困难甚至窒息是前路手术后最严重的并发症,多发生在术后 1~3 天内。若患者出现呼吸阻塞,张口状呼吸或呼吸变慢、发绀,作相应的处理后行人工呼吸。

六、健康指导

(1)注意安静和保暖,保持充足的睡眠,冷暖交替季节注意防寒保暖。

(2)选择适宜的枕头及良好的睡眠姿势,保持颈部及脊柱正常的生理弯曲,避免颈部长期悬空、屈曲或仰伸。经常更换体位。

(3)保持正确的日常生活姿势,在工作学习和日常生活中保持颈部平直,定时改变姿势。固定姿势超过 1 小时后则做适量的颈部活动。

(4)加强功能锻炼,进行颈部及上肢活动或肢体锻炼,使颈部及肩部肌肉放松,改善局部血液循环。

(5)出院指导。①饮食:嘱患者多进食含钙质丰富的食物。多进高蛋白、高纤维的饮食。②出院后坚持佩戴颈托 3 个月。③防止外伤:术后应防止外伤,注意不要过早负重。④复查:一般要求术后 3 个月、半年、一年来医院门诊复查。

第二节　腰椎间盘突出症

腰椎间盘突出症是指腰椎间盘发生退行性改变以后,在外力作用下,纤维环部分或全部破裂,单独或者连同髓核、软骨终板向外突出,刺激或压迫脊神经脊膜支和神经根引起的以腰腿痛为主要症状的一种病变。腰椎间盘突出症是骨科的常见病和多发病,是引起腰腿痛的最常见原因。

一、病因病理

(1)人体在20岁以后椎间盘开始退行性变,纤维环逐渐变性而失去弹性,产生裂隙,外力的作用则可能使裂隙加重,髓核突出。

(2)腰椎间盘突出大多数发生在L_4～L_5及L_5～S_1两个间隙,因此L_5～S_1神经根容易遭受突出的压迫或刺激。

(3)腰椎间盘突出多数发生在椎间盘的外侧,单侧多见,双侧少见,有的位于后侧中央,称中央型突出。此时可出现双侧神经根症状。

(4)L_1～L_3间隙的椎间盘突出少见,称为高位腰椎间盘突出。

二、诊断

(1)大部分发生在20～40岁的青壮年,男性多于女性,常有腰部扭伤史。

(2)反复发生的腰、腿痛为本病的基本症状。疼痛比较剧烈,沿坐骨神经走行的方向放射,咳嗽或用力排尿、排便可使疼痛加剧,卧床休息可能减轻。

(3)腰部僵直、生理前凸消失、脊柱侧弯,腰部活动多为不对称性的受限,L_4、L_5和S_1棘突旁可能有压痛,并向下肢放射。

(4)直腿抬高试验阳性。双侧直腿抬高试验阳性提示中央型突出的可能性。

(5)受累神经根支配区的感觉、运动和反射的改变,有助于判断突出所在的部位。

(6)巨大腰椎间盘突出或破裂,可能引起马尾压迫综合征。临床上可出现排尿、排便功能异常,间歇性跛行及马鞍区感觉障碍等。

(7)X线表现:①腰椎正、侧位X线片主要用来排除骨质病变。②脊髓造影阳性有确诊和定位意义。其典型的X线征象为突出部位的充盈缺损或梗阻,但椎管及外侧突出或L_5间隙的椎间盘突出常不能显示。③CT、MRI检查有助于明确诊断。

三、治疗

(一)卧床休息

急性期应严格卧床(包括不坐起进食及排尿、排便),3～4周后多数可好转。

(二)牵引

牵引目的在于使椎间隙增大,减少其内部压力,以还纳或缩小突出物。牵引重量根据个体差异控制在7～15 kg,抬高床足对抗牵引,共2周。

(三)推拿、按摩

推拿、按摩对部分病例有较好的治疗效果,只有具备专业训练资格的人员才能进行推拿、按摩,避免加重损伤。

(四)硬膜外注射

硬膜外注射常用醋酸泼尼松龙1.7 mL,2%利多卡因4 mL行硬膜外注射,每7～10天一次,3次为一疗程。

(五)手术治疗

患者具有下列指征之一者,可以进行手术治疗。

(1)非手术治疗半年以上,放射性腰腿痛症状不见好转者。

(2)有明确的神经根传导功能障碍,尤其是肌力明显减弱者。

(3)有马尾受压及排尿、排便功能障碍者,应急诊手术。

手术一般采取后路开窗椎间盘摘除术。术后早期腰背肌锻炼,手术效果良好。近年来采用显微外科技术或用特殊器械行"经皮髓核摘除术",使手术损伤减少,但有待经验的积累及长时间随访,对病程长且发生钙化的椎间盘突出应采用前面的手术方法。髓核溶解术也适用于无钙化的椎间盘脱出,效果也有待随访。

四、护理问题

(一)焦虑

焦虑与患者对手术治疗的程序不了解和对疾病的预后担忧等因素有关。

(二)自理能力缺陷

自理能力缺陷与下肢疼痛、牵引治疗和神经受压等因素有关。

(三)舒适的改变

舒适的改变与神经受压和肌肉痉挛等因素有关。

(四)排泄形态的改变

排泄形态的改变与马尾神经受压和长期卧床等因素有关。

(五)有牵引失效或效能降低的可能

有牵引失效或效能降低的可能与患者缺乏维持有效牵引方面的知识以及患者不配合等因素有关。

(六)有皮肤完整性受损的危险

有皮肤完整性受损的危险与局部长期受压、牵引有关。

(七)潜在并发症

肌肉萎缩、神经根粘连。

五、护理目标

(1)患者自诉焦虑消失或明显减轻。

(2)患者住院期间的基本生活需要能够得以满足,最大限度地恢复自理能力。

(3)患者自诉舒适感增加。

(4)患者的便秘、尿潴留症状被解除,重新建立排泄形态。

(5)患者的牵引治疗达到预期效果。

(6)患者的皮肤完整性维持良好,未发生压疮。

(7)患者获得功能锻炼的知识,无明显的肌肉萎缩和神经根粘连。

六、护理措施

(一)非手术治疗及术前护理

1.心理护理

由于本病腰腿疼痛、感觉异常,病程较长,严重影响肢体的生理功能,导致生活能力下降,心理负担重,患者易产生抑郁情绪。所以应对患者予以开导,并提示预后较好,以增强治疗的信心;对拟行人工椎间盘置换的患者,告知该手术的优点是保持脊柱的稳定性和运动功能等,以使患者对手术充满信心,从而积极配合治疗。

2.体位

急性期绝对卧床休息,卧床 3 周后可戴腰围下床活动,但应避免负重。平时强调卧床休息,以解除机械性压迫,预防病变组织压迫神经和脊髓而致疼痛、麻木等不适症状加重。

3.饮食

宜进食高热量、高蛋白、高维生素及果胶成分丰富的食物,以保证营养,增强体质,提高组织修复、抗感染能力,预防便秘。

4.腰椎牵引护理

腰椎牵引包括持续牵引和间断牵引,可以缓解腰肌痉挛、加大椎间隙,使后纵韧带拉紧,有利于椎间盘突出的还纳。腰椎牵引时要垫高床尾 20 cm,以保持头低足高位;牵引量视患者病情、体格和肌肉发达情况而定,一般控制在 7～15 kg;牵引后应嘱患者卧床休息,以巩固疗效。

5.人工椎间盘置换术用物

准备备腹带入手术室,以便术后腹部加压包扎,防止伤口裂开,且保持腰部制动。

(二)术后护理

1.体位

平卧 4 小时后开始帮助患者翻身与按摩,每 2～3 小时呈轴线式翻身 1 次,保持腰椎的稳定,预防压疮。视手术方式酌情考虑让患者戴腰围下床站立、走路,戴腰围的目的在于限制腰椎的活动。

2.伤口护理

有伤口引流装置者,要防止其扭曲、受压及脱出,确保伤口引流通畅,并观察其引流液的性状和量。伤口表面渗血、渗液较多时,及时更换敷料,遵医嘱进行抗感染及脱水治疗。

3.症状护理

由于人工椎间盘置换术的手术切口是前路(经腹),故而可能出现以下症状:①伤口疼痛明显,则遵医嘱应用止痛剂;②腹胀,则限制进食,在腰围保护下增加翻身次数。

4.潜在并发症的观察与处理

(1)双下肢感觉,运动及大、小便功能障碍:腰椎间盘摘除术后可能出现相应的神经牵拉反应或受损症状。因此,术后 24 小时应严密观察患者双下肢及会阴部神经功能恢复情况,以了解手术效果,观察有无并发症的发生。

(2)脑脊液漏:如果患者出现头痛、头晕、恶心、呕吐,负压引流量为 280～900 mL,引流液颜色早期为洗肉水样,后期为淡黄色,并逐渐变清,且有逐日增加趋势,则提示有脑脊液漏出。应立即停止负压吸引,拔除引流管;让患者取俯卧或去枕平卧位;抬高床尾;及时更换渗湿的敷料,并加压包扎,让皮下积聚的脑脊液自行吸收,以减缓脑脊液的漏出。

(3)椎间盘炎:即椎间隙感染,是椎间盘髓核摘除术后较严重的并发症之一。患者表现为术后原腰痛消失,10 天后再次出现剧烈腰痛并向臀部、腹部、髂嵴、腹股沟等放射,但不向双下肢放射。检查患者可见腰肌反射性紧张,体温不高。应使患者绝对卧床休息;因腰痛或制动出现纳差、腹胀时,进食易消化食物;适当肛管排气,以解除腹胀;加强抗感染治疗;腰围固定 3～4 个月,直至血沉恢复正常。

5.重视早期功能锻炼

首先向患者说明功能锻炼的重要性,然后指导、示范并适时检查其锻炼方法的正确性。

(1)直腿抬高运动:术后 1 天开始协助患者做直腿抬高运动,每次活动 2～3 分钟,活动 3～5 次,运动范围由小到大;术后 2 天则为主动运动,以预防神经根粘连。

(2)腰背肌锻炼:7～10 天开始帮助患者锻炼腰背肌,可用俯卧锻炼法进行背伸活动,以防止肌肉萎缩,增强脊柱稳定性。

七、健康指导

(1)术后恢复期不宜久坐,腰部不能负重。保持大便通畅,防止排便时间太长所致腰肌疲劳。

(2)佩戴腰围1～3 个月,适当活动腰部。远途乘车取侧卧位,上、下车时避免弯腰动作,以防腰椎扭伤。

(3)一年内避免用力咳嗽、打喷嚏,以免增加腹压。

(4)正确的搬物姿势:下蹲,使重物尽量靠近身体之后,再向上提起物体。

第三节　骨　折

骨折是指骨的完整性或连续性中断。骨折是由创伤和骨骼疾病所造成,其中创伤性骨折多见,如交通事故、坠落或摔倒等;剧烈运动不当也可造成骨折。

一、病因

(一)直接暴力

暴力直接作用于局部骨骼使受伤部位发生骨折,常伴有不同程度的软组织损伤。

(二)间接暴力

暴力通过传导、杠杆、旋转和肌收缩使肢体受力部位的远处发生骨折。

(三)积累性劳损

长期、反复、轻微的直接或间接外力可致使肢体某一特定部位骨折,也称为疲劳性骨折。

(四)骨骼疾病

骨质疏松、骨髓炎、骨结核和骨肿瘤等导致骨质破坏,在轻微的外力下发生的骨折,称为病理性骨折。

二、临床表现

(一)症状

大多数骨折一般只引起局部症状,严重骨折和多发性骨折可导致全身反应。

1.休克

骨折后休克的主要原因是出血,特别是骨盆骨折、股骨骨折和多发性骨折,其出血量大者可达 2 000 mL 以上。

2.发热

患者骨折后一般体温正常,出血量较大的骨折,如股骨骨折、骨盆骨折,血肿吸收时患者可出现低热,但一般不超过 38 ℃。开放性骨折患者出现高热时,应考虑感染的可能。

3.局部疼痛、肿胀、瘀斑或出血和功能障碍

骨折及合并损伤处疼痛;局部可见软组织出血、肿胀,甚至出现张力性水疱,外伤后由于血红蛋白分解,皮下瘀斑可变为紫色、青色或黄色;开放性骨折时,可见骨折部位出血。

(二)骨折的特有体征

1.畸形

骨折端移位可使患肢外形发生改变,主要表现为缩短,成角或旋转畸形。

2.异常活动

正常情况下肢体不能活动的部位,骨折后出现不正常的活动。

3.骨擦音或骨擦感

骨擦音或骨擦感是指骨折断端之间互相摩擦时所产生的轻微音响及感觉。

三、治疗原则及要点

骨折的治疗有三大原则,即复位、固定和康复治疗。

（一）复位

临床可根据对位和对线是否良好衡量复位程度。完全恢复到正常解剖位置者，称解剖复位；不明显影响愈合后功能者称功能复位。

1.闭合复位

闭合复位是指通过非手术方法达到骨折端复位，包括手法复位和牵引复位。

2.切开复位

切开复位是指采用手术的形式切开骨折部位的软组织，暴露骨折端，在直视下将骨折复位。

（二）固定

已复位的骨折部位必须持续固定于良好位置，直至骨折愈合。常用方法有外固定和内固定。

1.外固定

外固定常用方法有以下几种。

（1）小夹板：适合四肢闭合性、无移位、稳定性骨折的患者。

（2）石膏绷带：可用于骨折复位后的固定。

（3）持续牵引：通过在身体某一部位采用拉力而达到对位、复位和固定的作用。

（4）外固定器：骨折复位后，在远离骨折处经皮肤小切口将钢针穿过骨骼，利用夹头在钢针上的移动和旋转矫正骨折移位，最后用外金属架固定。

2.内固定

采用金属或可降解材料，将切开复位的骨折固定在适当位置。

（三）康复治疗

（1）在病情允许的情况下，尽早鼓励患者进行伤肢的功能锻炼，防止关节僵硬及肌肉失用性萎缩。

（2）锻炼应遵循循序渐进的原则，活动范围从小到大，次数由少到多，时间由短至长，强度由弱至强，与患者共同制订锻炼计划。①早期锻炼：一般在骨折后2周内。此时，损伤部肿胀消退，骨痂尚未形成。锻炼方式主要限于肢体原位不动，自主的肌肉收缩和舒张，如握拳和足趾运动。②中期锻炼：一般在骨折后3～6周。损伤反应消退，肿胀消失，骨痂逐步生长成熟。上肢可较大幅度地活动肩、肘、腕关节，下肢练习抬腿及伸膝关节。③晚期锻炼：此期是关键时期，骨折已达临床愈合标准，特别是早、中期功能恢复不足的患者，肢体部分肿胀和关节僵硬应通过锻炼，尽早使之消除，并辅以药物熏洗和物理治疗，促进关节活动范围和肌力的恢复，早日恢复正常功能。

四、护理评估

(一)健康史

1.一般情况

了解患者的年龄、职业特点、运动爱好、日常饮食结构、有无酗酒等。

2.受伤情况

了解患者受伤的原因、部位和时间,受伤时的体位和环境,外力作用的方式、方向与性质,伤后患者功能障碍及伤情发展情况,急救处理经过等。

3.既往史

重点了解与骨折愈合有关的因素,如患者有无骨质疏松、骨折、骨肿瘤病史或手术史。

(二)身体状况

1.局部

评估患者骨折部位活动及关节活动范围,有无骨折局部特有体征和一般表现;皮肤是否完整,开放性损伤的范围、程度和污染情况;有无骨折并发症;有无局部神经、血管或脊髓损伤;石膏固定、小夹板固定或牵引是否维持于有效状态。

2.全身

评估患者有无威胁生命的严重并发症;观察意识和生命体征;观察有无低血容量性休克的症状。

(三)辅助检查

1.影像学检查

(1)X线检查:凡怀疑骨折者应常规进行 X 线检查,可显示临床上难以发现的骨折。即使临床上可以确诊骨折,X 线检查也有助于了解骨折的部位、类型和移位等,对于骨折的治疗具有重要指导意义。

(2)CT、MRI 检查:CT 检查在复杂骨折或深部的损伤中显示优势,MRI 检查适用于了解软组织的病理变化。

(3)骨扫描:有助于确定骨折的性质和并发症,如有无病理性骨折。

2.实验室检查

(1)血常规检查:骨折致大量出血患者可见血红蛋白和血细胞比容降低。

(2)血钙磷水平:在骨折愈合阶段,血钙磷水平常升高。

(3)尿常规检查:脂肪栓塞综合征时,尿液中可出现脂肪球。

(四)心理-社会状况

评估患者及其家属对骨折的心理反应,认知状况,康复知识的了解及支持程度。

五、护理措施

(一)心理护理

骨折多因意外创伤所致,患者会出现不同程度的紧张、痛苦、焦虑、愤怒等情绪,护士要态度和蔼,动作轻柔,多与患者沟通,从而取得患者的信任。向患者报告成功的病例,增加患者战胜疾病的信心和勇气。

(二)卧位护理

(1)保持室内空气新鲜,温湿度适宜,床单位整洁干净。

(2)取平卧位,四肢骨折患者可抬高患肢以利于静脉回流,减轻肢体肿胀。

(三)疼痛护理

指导患者听音乐、读书、看报分散注意力,移动患者时对损伤部位重点扶托、保护、缓慢移至舒适体位。必要时可应用吗啡、哌替啶等镇痛药,以减轻患者的痛苦。

(四)生活护理

(1)指导患者进食高营养、高蛋白、高维生素、富含纤维、易消化饮食,以保证机体营养的需求;鼓励患者多饮水,每天进行腹部按摩,预防便秘。

(2)给予患者生活上的照顾,满足基本需要,协助其翻身、排便等,定期为患者擦洗、洗头、剪指甲、更换衣服床单,使患者感觉舒适。

(五)并发症的护理

1.压疮

对长期卧床的患者,定时给予翻身,按摩骨隆突处,保持床单位平整,易受压部位用气垫及棉圈托起。一旦发生压疮,按压疮分期处理。

2.坠积性肺炎

骨折患者长期卧床不起,可发生坠积性肺炎。加强翻身叩背、协助肢体活动,鼓励患者做深呼吸及咳痰等运动。

3.血栓性静脉炎

骨折患者下肢长期制动,静脉血回流减慢,同时创伤后血液处于高凝状态,易发生血栓。在病情允许的情况下,应鼓励患者多进行患肢的功能锻炼,协助患者进行肢体的被动活动及按摩。如已发生血栓或静脉炎,应立即停止活动,遵医嘱给予抗凝治疗。

4.缺血性骨坏死

缺血性骨坏死是由于骨折段的血液供应中断所致,最常见于股骨颈骨折后或其他合并脱位的骨折,严重可致残。目前尚无有效的预防方法,对容易发生缺血性坏死的骨骼应延长固定时间,对股骨颈骨折可能发生缺血性坏死的患者,应推迟下床活动时间及患肢负重时间,以减轻骨骼变形。

5.缺血性肌挛缩

缺血性肌挛缩是肢体重要血管损伤及骨筋膜室综合征处理不当的后果,患者可出现爪形手或爪形足,严重可致残。

6.急性骨萎缩

急性骨萎缩是损伤所致的关节附近的痛性骨质疏松,骨折后早期患肢抬高、积极主动功能锻炼,促进肿胀消退,可预防其发生。如有发生,经过积极功能练习、物理治疗和局部封闭等,病变可以缓解。

7.关节僵硬

关节僵硬多因关节内骨折或患处关节长期固定,导致静脉和淋巴回流不畅,关节周围组织中浆液纤维性渗出和纤维蛋白沉积,发生纤维粘连并伴有关节囊和周围肌挛缩所致。应首先将患者肢体置于功能位,瘫痪肢体的关节、肌肉要经常按摩、理疗,辅以被动活动,促进局部的血液供应,早期适量的功能锻炼是防止关节僵硬的有效方法。

8.损伤性骨化

损伤性骨化多见于关节脱位及关节附近骨折者,因局部血肿、关节损伤和关节附近的骨折使骨膜剥离,形成骨膜下血肿所致。为预防本并发症的发生,应及时固定骨折或脱位,减轻骨膜损伤和局部出血。注意患肢固定与休息,早期功能锻炼以肌肉舒缩张收练习为主,切勿活动受伤关节。损伤早期不做理疗,防止过量出血及血肿增大。

9.创伤性关节炎

关节内骨折未准确复位、关节面不平整或畸形愈合可引起创伤性关节炎。活动时关节疼痛,多见于膝、踝等负重关节。关节内骨折后解剖复位是防止创伤性关节炎发生的关键,如手法整复不能达到解剖复位,应早期手术复位。

(六)病情观察

1.注意生命体征的观察

尤其是严重创伤患者,给予心电监护,对意识状态、呼吸、血压、脉搏、体温、尿量及用氧等情况做好记录。

2.观察骨折肢体外周血液循环及感觉运动情况

如肢体肿胀伴有血液循环障碍,应注意检查外固定物是否过紧;除创伤、骨折引起患者疼痛外,固定不理想、组织受压缺血等也会引起疼痛。应加强临床观察,不要盲目给予镇痛剂,警惕骨筋膜室综合征的发生,发生异常及时通知医师。

六、健康指导

(一)心理指导

告诉患者及家属功能锻炼的意义及方法,使患者真正认识其重要性,制订锻炼计划。锻炼的时间要比骨折愈合的时间长,应使患者有充分的思想准备,做到持之以恒。按计划进行功能锻炼,最大限度地恢复患肢功能。

(二)营养指导

调整膳食结构,保证营养素的供给。

(三)随访

遵医嘱定期复查,评估骨折愈合和功能恢复情况。

(四)出院指导

(1)要多休息,注意劳逸结合。

(2)宜进食高热量、高钙、维生素饮食,以利骨折修复。

(3)保持心情愉快,加强营养。

(4)继续加强功能锻炼。

(5)复诊:出院后 1 个月、3 个月、6 个月、1 年复查 X 线片。

第四节 关 节 脱 位

关节脱位是指由于直接或间接暴力作用于关节,或关节有病理性改变,使骨与骨之间相对关节面失去正常对合关系,多见于青壮年和儿童。四肢大关节中以肩关节和肘关节脱位最常见,髋关节次之。临床表现为关节疼痛、肿胀、局部压痛和关节功能障碍;特有体征为畸形、弹性固定及关节盂空虚。关节脱位早期可合并休克、骨折、神经血管损伤等,晚期可发生骨化性肌炎、骨缺血坏死和创伤性关节炎等。

一、常见关节脱位的特点

(一)肩关节脱位

肩关节前脱位的体征为关节盂空虚,肩峰突出,肩部失去正常饱满圆钝的外形,呈"方肩"畸形。新鲜性肩关节脱位,在进行充分的临床评估后,手法复位多可获成功。但手法复位失败,合并大结节骨折、肩胛盂骨折移位、软组织嵌入等患者,应积极采取手术治疗。合并有神经损伤者,手术时先探查神经,在保护神经的前提下进行手术复位。

(二)肘关节脱位

肘关节脱位的体征为肘部变粗后突,前臂短缩,肘后三角关系失常;鹰嘴突高出内外髁,可触及肱骨下端。若局部明显肿胀,则可能出现正中神经或尺神经损伤,亦可出现动脉受压的临床表现。

(三)髋关节脱位

髋关节后脱位时,患肢呈屈曲、内收、内旋及短缩畸形。臀部可触及向后上突出移位的股骨头。合并坐骨神经损伤时,表现为大腿后侧、小腿后外侧和足部全部感觉消失,膝关节的屈肌,小腿和足部全部肌肉瘫痪,足部出现神经营养性改变。前脱位髋关节呈明显外旋、轻度屈曲和外展畸形,患肢很少短缩,合并周围骨折损伤也较少见。

二、治疗

处理原则为早期复位、固定及功能锻炼。3周内行手法复位,易成功且功能恢复好。合并关节内骨折,经手法复位失败者考虑手术切开复位。复位后的关节应固定于适当位置,以利于组织修复。

三、护理问题

(一)焦虑

焦虑与外伤造成的心理压力、担心肢体功能障碍有关。

(二)疼痛

疼痛与关节脱位引起局部组织损伤、神经受压有关。

(三)躯体活动障碍

躯体活动障碍与关节脱位、疼痛、制动有关。

(四)潜在并发症

血管、神经损伤。

(五)有皮肤完整性受损的危险

有皮肤完整性受损的危险与外固定压迫局部皮肤有关。

四、护理措施

(一)非手术治疗的护理

1.体位

(1)抬高患肢并保持患肢于关节功能位,以利于静脉回流,减轻肿胀。

(2)肘关节复位后应用支具或长臂石膏托将肘部固定于屈肘90°功能位,再用三角巾悬吊于胸前,3周后去除。

(3)单纯肩关节脱位复位后腋窝处垫棉垫,用三角巾悬吊上肢,保持肘关节屈曲90°;关节囊破损明显或仍有肩关节半脱位者,将患侧手置于对侧肩上固定,腋下垫棉垫,固定3～4周。

(4)髋关节脱位闭合复位后患肢应置于外展中立位,皮肤牵引3～4周。

2.缓解疼痛

(1)局部冷热敷:伤后24小时内局部冷敷,以利于消肿止痛;24小时后热敷以减轻肌肉痉挛引起的疼痛。

(2)避免加重疼痛的因素:进行护理操作或移动患者时,托住患肢,动作轻柔。

(3)轻度疼痛予非药物干预,中度以上疼痛予非药物干预及药物干预措施。

3.保持皮肤完整性

使用石膏固定或牵引的患者,避免因固定物压迫而损伤皮肤。髋关节脱位固定后需长期卧床的患者,鼓励其经常更换体位,预防压疮产生。对于皮肤感觉功能障碍的肢体,应防止烫伤和冻伤。

4.心理护理

关节脱位多由意外事故造成,应耐心开导,使之心情舒畅,愉快地接受并配合治疗。

(二)手术治疗的护理

1.术前护理

协助做好术前检查及常规准备。

2.术后护理

(1)病情观察:应监测患者意识、生命体征;双下肢血液循环情况、感觉、活动恢复情况。观察伤口敷料有无渗血、渗液;引流液的量、颜色、性质;保持引流管通畅。

(2)疼痛护理。

(三)术后并发症的观察与护理

血管、神经损伤:移位的骨端压迫邻近血管和神经,可引起患肢缺血、感觉、运动障碍。应定时观察患肢远端血运、皮肤颜色、温度、感觉和活动情况等;若发现患肢苍白、皮温低,肿胀、疼痛加剧、感觉麻木时,应及时通知医师处理。

五、健康教育

(一)功能锻炼

(1)肩关节脱位固定期间须主动活动腕部与手指;疼痛肿胀缓解后,用健侧手缓慢推动患肢行外展与内收活动,活动范围以不引起患侧肩部疼痛为宜;解除固定后,开始进行肩关节的活动锻炼。锻炼须循序渐进,配合理疗、按摩,效果更好。

(2)肘关节脱位固定期间可做伸掌、握拳、手指屈伸等活动,同时在外固定保护下活动肩、腕关节及手指。去除固定后,练习肘关节的屈曲、前臂旋转活动及锻炼肘关节周围肌力,通常需要 3~6 个月方可恢复。

(3)髋关节脱位固定期间鼓励患者进行股四头肌收缩锻炼及其余未固定关节的活动。去除外固定后,持双拐下地活动,3 个月内患肢不能负重,以免发生股骨头缺血性坏死。

(二)复查

遵医嘱来院复查,行 X 线及关节功能检查,如出现患肢肿胀、感觉麻木或疼痛、活动受限等不适时应及时就医。

第五节　强直性脊柱炎

强直性脊柱炎是类风湿因子血清阴性的脊椎关节病,常见于青年男性(占90％以上),男女发病比例在(10~14)：1,一般于 15 岁以后发病,20~40 岁多见。

一、诊断

(1)中青年男性患者。

(2)腰背痛、发僵感超过 3 个月并经休息不缓解。

(3)颈、腰、骶髂关节活动明显受限。

(4)合并虹膜炎。

(5)后期疼痛消失,但遗留不同程度的圆背强直畸形,髋关节也可发生强直,行走困难。病程长达10年。

(6)X线检查:骶髂关节处出现硬化,关节间隙模糊或消失。胸、腰椎体早期出现骨质疏松,以后骨增生,形成竹节样改变。

(7)类风湿因子多属阴性。

二、治疗

(1)全身和药物疗法与类风湿关节炎相同。

(2)早期深部X线照射治疗,可减轻疼痛。

(3)注意防止畸形发展。

(4)活动期患者应睡硬板床、低枕、仰卧,以防止驼背形成。

(5)手术治疗:①对晚期有严重驼背畸形者可行截骨矫形手术。②双侧髋关节强直者可行人工全髋关节置换术。

三、护理问题

(一)焦虑

焦虑与疼痛、关节功能障碍、不了解疾病知识、担忧预后有关。

(二)疼痛

疼痛与疾病有关。

(三)躯体移动障碍

躯体移动障碍与疼痛、关节僵硬有关。

(四)有失用性综合征的危险

有失用性综合征的危险与长期卧床、活动受限有关。

(五)知识缺乏

缺乏康复保健知识。

四、护理目标

(1)患者焦虑感减轻或消失。

(2)患者自诉疼痛的程度减轻,舒适感增加。

(3)患者卧床期间的基本生活需要能够得到满足。

(4)经过良好的医护措施,患者未发生失用性综合征。

(5)患者了解疾病、手术有关知识以及康复功能锻炼的方法。

五、护理措施

(一)病情观察

(1)生命体征的观察：强直性脊椎炎的患者因脊柱强直,手术不能用硬膜外麻醉或腰麻,故一般多用全麻。因此,应密切观察患者血压、脉搏、呼吸的变化。术后每小时测量1次,连续2次；稳定后可改为每2小时测1次,连续2次。清醒后根据病情而定,稳定后,仍要继续注意观察,特殊者按医嘱执行,并注意患者意识状态和患肢血液循环情况,注意体温变化,出现异常及时处理。

(2)注意观察腰背疼痛的程度、伴随症状及脊柱和肢体活动情况。

(3)若行骨盆牵引时,应密切观察双下肢血液循环。肢端可因吊带缠绕过紧而压迫血管、神经,引起青紫、肿胀、发冷、麻木、运动障碍以及动脉搏动弱或摸不到。遇有上述情况,应立即报告医师,详细检查,分析原因,及时调整,维持牵引处于正常状态。

(二)专科护理

(1)疼痛时,应卧床休息,防止发生驼背畸形。疼痛缓解,鼓励患者多活动,进行功能锻炼。

(2)行骨盆牵引时,抬高床尾端以产生反牵张力。如不抬高床尾,则须固定正身,以对抗加在骨盆上的牵引力。骨突部须用棉垫保护,以防发生压疮。

(3)功能锻炼：术后不宜过早进行直腿抬高活动,以免引起疼痛或移位。术后2～3天疼痛缓解后指导患者练习股四头肌等长收缩及未固定关节活动,拆线后即可坐起,在床上练习关节活动。待患者适应直立姿势后,可扶拐下地行走。行走时应注意保护,防止跌倒摔伤。

(三)心理护理

强直性脊柱炎的患者常因不明原因的腰痛及腰部僵硬感而引起思想顾虑,尤其需行人工髋关节置换术的患者,对患者的精神刺激较强,易导致心理不平衡,可出现较明显的心理反应。因此应关心和理解患者并及时给予安慰、鼓励,使患者获得心理支持,树立起战胜疾病的信心,配合治疗和护理。

(四)饮食护理

给予高蛋白、高维生素、富含钙和铁、易消化的食物,饮食应多样化,保持均衡并富有营养。

(五)给药护理

口服非甾体抗炎药时,应注意观察患者有无胃肠道出血等不良反应,最好同时服用制酸剂。术后应用抗生素治疗时,注意观察抗生素的疗效和不良反应。

六、健康指导

强直性脊柱炎是一种慢性进行性疾病,除药物及其他辅助治疗外,患者的自我护理、自我调整对促进疾病好转、防止疾病的发展有十分重要的意义,应注意以下几个方面。

(1)生活起居要适应四季的变化,注意保暖,避免受凉。

(2)注意休息,体力劳动及活动要适当,特别是在治疗的同时要辅以功能锻炼。

(3)多吃营养丰富的食物。忌吃生冷饮食,宜吃姜、酒等温热性食物,以利于温通血脉,散寒止痛。

(4)保持愉快的情绪,对于维持健康非常重要。

(5)全髋关节置换术患者出院后不宜负重,不宜剧烈运动。继续进行功能锻炼,如有不适,随时到医院复查。

第六节　类风湿关节炎

类风湿关节炎是一种以关节病变为主、发病原因尚未完全清楚的全身慢性结缔组织疾病。其特点为侵犯多个关节,常以手足小关节起病,多呈对称性。构成关节的各种组织,如滑膜、肌腱、韧带都有病变,而后发生软骨和骨的破坏。病程长,具有多发性、对称性,关节疼痛、肿胀,有急性发作和自行缓解并反复交替出现等特点。后期患者可出现关节强直和畸形、功能丧失,病变趋于自行静止。

一、诊断

(1)晨僵至少持续 1 小时。

(2)有 3 个或 3 个以上的关节同时肿胀或有积液,包括近侧指间关节、掌指关节、腕关节、肘关节、膝关节、踝关节和跖趾关节。

(3)掌指关节、近侧指间关节或腕关节中至少有一个关节肿胀或积液。

(4)在上述关节中有 3 个关节,同时出现对称性肿胀或积液关节。

(5)皮下类风湿结节。

(6)类风湿因子阳性。

(7)手和腕的后前位 X 线片显示有骨侵蚀或明确的骨质疏松。

第 2～5 项必须由医师认可,第 1～4 项必须持续 6 周以上,第 2～7 项中有 4 项者可以诊断为类风湿关节炎。

二、鉴别诊断

(一)风湿性关节炎

风湿性关节炎常伴有风湿热,多见于儿童,常侵犯大关节。患者常伴有游走性关节疼痛和肿胀,肿痛消失后,关节恢复正常。

(二)骨关节炎

骨关节炎多见于男性,65 岁以上的人几乎普遍存在。X 线片可见软骨下骨硬化,边缘骨及囊性变。

三、治疗

(一)全身治疗

(1)本病为慢性反复发作的疾病,首先应对患者做好思想工作,树立乐观精神,正确对待疾病。

(2)改善休养环境,使室内空气新鲜,阳光充足,避免冷湿。

(3)早期急性发作时应卧床休息,后期应结合药物治疗。对关节进行有规律的功能锻炼,防止关节畸形和肌肉萎缩。

(二)药物治疗

1.阿司匹林

阿司匹林治疗风湿病已有百年历史,疗效肯定。每天 4～6 g,分 3～4 次口服,待病情缓解后逐渐减量,主要不良反应是胃肠道出血。

2.非甾体抗炎药

非甾体抗炎药常用的有布洛芬每天 1 200 mg,分 2 次口服;双氯芬酸每天 200 mg,分 3～4 次口服;吲哚美辛每天 75 mg,分 2～3 次口服。此类药物常见的不良反应有:①胃肠道刺激症状,可嘱餐后服用;②肾毒性:老年及肾功能不全者应慎用。

3.肾上腺皮质激素

肾上腺皮质激素有强大的抗炎、抗过敏和抑制免疫反应作用,但停药后即复发,长期应用有明显不良反应。泼尼松 10 mg,每天 1 次,根据病情在短期内增减。

4.免疫抑制剂

甲氨蝶呤是二氢叶酸还原酶的抑制剂,剂量为 5～10 mg,每周 1 次,口服或注射。

5.其他药物

其他药物如蜂毒、蛇毒注射或局部涂搽。异体蛋白疗法、制剂疗法也有一定疗效。目前有关类风湿关节炎的治疗方案很多,有经典的金字塔模式和下台阶模式。

6.中药

雷公藤、青藤碱亦具有抗炎、镇痛及免疫抑制作用。

四、护理问题

(一)疼痛

疼痛与关节炎性反应、肿胀有关。

(二)躯体移动障碍

躯体移动障碍与关节疼痛、强直、畸形有关。

(三)皮肤完整性受损

皮肤完整性受损与风湿性血管炎引起的皮肤损伤有关。

(四)有失用性综合征的危险

有失用性综合征的危险与关节炎反复发作、畸形有关。

(五)预感性悲哀

预感性悲哀与疾病长期不愈、可能致残有关。

(六)知识缺乏

缺乏疾病有关知识。

五、护理目标

(1)患者学会运用减轻疼痛的技术和方法,使疼痛减轻,症状改善。

(2)患者活动受限减轻,能参加力所能及的日常生活或工作。

(3)患者学会自我护理皮肤的方法,受损皮肤面积缩小或愈合。

(4)患者掌握功能锻炼的方法,防止关节僵直。

(5)患者接受疾病事实,并能做些对家庭、社会有意义的事情。

(6)患者了解类风湿关节炎的诱因、症状、药物用法及不良反应、常规护理知识。

六、护理措施

(一)疼痛护理

(1)在急性炎症期注意休息,协助患者满足日常生活需要,帮助患者取舒适体位,并尽可能保持关节在功能位。

(2)遵医嘱使用消炎镇痛药物,告诉患者服药的重要性及药物不良反应,督促患者按指导方法按时服药。

(3)教会患者掌握一些放松技术,如缓慢深呼吸、全身肌肉放松、转移注意力等方法,减轻疼痛。

(4)关节局部进行热敷、理疗、按摩、红外线等治疗,缓解疼痛。

(二)生活护理

(1)协助患者满足日常生活需要,将常用物品放在患者易于取放的地方。

(2)关节僵硬明显者,进行局部理疗、按摩等缓解症状,帮助恢复关节功能。

(3)注意关节保暖,防止晨僵频繁发作、持续时间延长。

(4)症状缓解期注重关节功能锻炼,从事力所能及的生活和工作。

(三)皮肤护理

(1)保持皮肤清洁干燥,每天用温水轻轻擦洗,少用刺激性的洗涤用品。

(2)保持床铺平整、干燥、无屑,衣裤宽大、柔软。有躯体移动障碍者,注意定时翻身、按摩。

(3)对于皮肤的丘疹样红斑、溃疡者,需遵医嘱使用抗生素治疗、局部软膏涂擦、局部清创换药处理。

(4)有雷诺现象者,指导患者避免寒冷时外出,注意保暖,勿用冷水洗手洗脚,避免吸烟、饮咖啡等。

(四)预防失用性综合征

(1)向患者讲解关节失用的危害,希望患者配合以后的治疗和护理。

(2)对关节炎发作急性期、多关节患病、其他脏器受损的重症状者,宜采取卧床休息,并取关节功能位,保护关节功能,同时避免脏器受损。

(3)对急性发作期消退、患者症状明显改善后,可早期下床活动,并逐渐进行运动锻炼。根据病情选择适当的运动时间和强度。主要采取:①日常生活和步行训练;②关节可动范围的训练;③伸张运动;④增强肌力运动4种运动方法。

(五)心理护理

由于类风湿关节炎是一种反复发作、久治不愈的慢性疾病,患者极易产生焦虑或预感性悲哀的心理,加之疼痛、活动受限、功能障碍等更是影响患者的生活质量,医务人员要及时、耐心做好患者的心理护理。

(1)帮助患者正确认识到不良情绪对疾病的影响,长期的抑郁、焦虑等不良刺激,可导致细胞及各脏器功能下降,免疫功能低下,并发其他疾病,反过来加重本病病情。

(2)向患者介绍治疗成功的病例,同时查阅最新治疗进展,让患者树立战胜疾病的信心。

(3)做好患者家属和亲友的工作,帮助患者建立良好的社会支持系统,让患者体会到关心和他人的需要。

(4)教会患者掌握一些自我护理的知识和功能锻炼的方法,并从事力所能及的日常生活和工作,实现自我价值感。

七、健康指导

(1)教会患者掌握该病发作的诱因,避免寒冷、潮湿、过度劳累、感染等;居住的房间最好通风、干燥,按季节和天气的变化来增减衣服;平常用温水洗脸、洗手;发热时勿用冰袋降温;注意保暖、避免受寒,以免疾病复发,加重病情损害。

(2)教会患者掌握一些自我护理的知识和功能锻炼的方法。如休息与运动的护理:除关节炎急性期卧床休息外,日常要养成良好的生活方式和习惯,每天有计划地进行锻炼,维持关节功能,防止失用性综合征。用药的护理:各种药物的疗效因人而异,毒副作用也有个体差异,非甾体抗炎药大多有胃肠道反应,应在饭后服用,同时注重胃黏膜的保护;慢作用抗风湿药多有恶心、呕吐、皮疹、白细胞和血小板计数减少、严重肝肾功能损害、骨髓抑制等,用药过程中需定期监测血尿常规、肝肾功能及骨髓象;糖皮质激素因停药后容易反跳,须严格按医嘱用药,不得擅自减量和停药等。

(3)使患者了解疾病的症状、体征、病程、治疗方案,遵从医嘱,病情复发、症状加重时立即就医。

第九章

眼 科 护 理

第一节 上 睑 下 垂

上睑下垂是指提上睑肌（动眼神经支配）和 Müller 平滑肌（颈交感神经支配）的功能不全或丧失，以致上睑部分或全部下垂。轻者遮盖部分瞳孔，重者遮盖全部瞳孔，影响视力、有碍美观。临床上分为先天性上睑下垂及获得性上睑下垂，先天性上睑下垂还可造成重度弱视。

一、病情观察与评估

（一）生命体征

监测生命体征，观察患者有无体温异常。

（二）症状体征

（1）观察患者上睑下垂的临床类型。

（2）了解影响视力的程度及有无弱视。

（3）了解患者有无神经系统疾病及眼睑外伤史。

（三）安全评估

（1）评估患者有无因双眼视力障碍导致跌倒/坠床的危险。

（2）评估患者及家属对疾病的认知程度及心理状态等。

二、护理措施

（一）术前护理

1.完善检查

协助完善术前常规及专科检查。

2.心理护理

患者多伴有自卑心理,对手术期望高,心理负担较重。应主动关心安慰患者,使其积极配合治疗及护理,并协助家属做好患儿心理安抚。告知患者及家属手术的目的是为了改善外观,儿童患者还可预防弱视。

3.访视与评估

了解患者基本信息和手术相关信息,确认术前准备完善情况。

4.患者交接

与手术室工作人员核对患者信息、手术部位标识及患者相关资料,完成交接。

(二)术后护理

(1)全麻患者按全麻护理常规护理。

(2)体位:全麻患者术后平卧4～6小时后,取高枕卧位,以减轻颜面部水肿。

(3)保持呼吸道通畅:由于手术牵拉肌肉和麻醉反应,患者可出现恶心、呕吐等不适,需侧卧或头偏向一侧,防止呕吐物堵塞呼吸道引起窒息。

(4)观察术后眼睑闭合状态、角膜暴露程度等,对眼睑闭合不全的患者,遵医嘱涂眼膏,预防暴露性角膜炎的发生。

三、健康指导

(一)住院期

(1)讲解各项专科检查(裂隙灯、视力、睑裂高度及提上睑肌功能测定等)的目的、重要性及配合要点。

(2)告知眼睑闭合不全患者预防暴露性角膜炎的重要性,积极配合治疗。

(二)居家期

(1)指导家属观察患者睡眠状态下眼睑闭合情况,眼睑闭合不全者睡前涂眼膏,遵医嘱进行瞬目闭眼练习。

(2)弱视患儿务必坚持弱视训练,以提高视功能。

(3)出院后1周门诊复查,如出现异常立即就医。

第二节　泪　腺　炎

泪囊炎是泪囊黏膜的炎症,分为急性和慢性,临床上以慢性泪囊炎最为常见。慢性泪囊炎是因鼻泪管狭窄或阻塞导致泪液滞留于泪囊内伴发细菌感染而引起的炎症。一般好发于中老年女性,特别是绝经后妇女,多为单侧发病,以溢泪为主要症状。通常以手术治疗为主,常用手术方式有泪道激光成形术、泪道激光成形＋置管术、泪囊鼻腔吻合术、泪囊摘除术。

一、病情观察与评估

(一)生命体征

监测生命体征,观察患者有无体温、脉搏、呼吸、血压异常。

(二)症状体征

(1)了解患者有无泪道及鼻部疾病史。

(2)观察患者有无溢泪,泪囊区或泪道有无分泌物等症状。

(三)安全评估

评估患者有无因年龄导致的跌倒/坠床的危险。

二、护理措施

(一)术前护理

1.完善检查

协助完善术前常规及专科检查。

2.眼部护理

及时擦除眼部分泌物,保持眼部清洁。

3.用药护理

(1)遵医嘱应用抗生素眼液及滴鼻液,滴眼液前挤出泪囊内分泌物有利于药物吸收,增强药物治疗效果。

(2)滴鼻液是为了收缩鼻黏膜,利于引流、预防感染及术后出血。鼻腔滴药时应头部后仰,下颌抬高,以利于药物的吸收。

4.访视与评估

了解患者基本信息和手术相关信息,确认术前准备完善情况。

5.患者交接

与手术室工作人员核对患者信息、手术部位标识及患者相关资料,完成交接。

(二)术后护理

1.体位

半卧位休息,利于引流,减少出血,减轻颜面水肿。

2.眼部护理

观察术眼加压包扎松紧度。嘱患者减少头部活动,勿碰撞、揉搓术眼,避免咳嗽、打喷嚏、用力擤鼻;如有鼻腔填塞物和引流管,不可自行牵拉或拔出,以免引起出血,影响手术效果。术后第三天行泪道冲洗。

3.预防跌倒/坠床

视力不佳者佩戴老花镜,晚上使用夜灯,将常用的物品置于随手可得之处,保持周围环境无障碍物,指导患者使用厕所、浴室的扶手,避免跌倒/坠床。

三、健康指导

(一)住院期

(1)告知患者手术的目的、手术方式及效果等,积极配合治疗。

(2)告知患者坚持泪道冲洗,保持泪道通畅的重要性,积极配合治疗。

(二)居家期

(1)坚持眼、鼻部用药,教会患者及家属正确用药的方法。

(2)指导用眼卫生,避免脏水入术眼;勿用力擤鼻。

(3)出院后坚持泪道冲洗,1个月内每周1次,1个月后每月1次,持续2~3个月;皮肤缝线于术后1周左右拆除,同时拔除引流管。如切口部位出现红、肿、痛及出血,应立即就医。

第三节 角 膜 炎

角膜炎是因角膜的防御能力减低,外界或内源性致病因素侵袭角膜组织而引起的炎症。可分为感染性角膜炎和非感染性角膜炎,感染性角膜炎包括细菌性、真菌性、病毒性角膜炎等;非感染性角膜炎包括角膜基质炎、神经麻痹性角膜炎、暴露性角膜炎等。

一、病情观察与评估

(一)生命体征

监测生命体征,观察患者有无体温、脉搏、呼吸、血压异常。

(二)症状体征

(1)观察患者有无视力下降、眼痛、畏光、流泪、异物感、眼睑肿胀、结膜充血水肿等。

(2)了解患者有无角膜干燥症、角膜外伤史、角膜异物剔除史、角膜溃疡、慢性泪囊炎、眼睑内翻倒睫,有无长期佩戴角膜接触镜史。

(三)安全评估

(1)评估患者有无因视力障碍导致跌倒/坠床的危险。

(2)评估患者及家属有无担心疾病预后导致的焦虑、悲观。

二、护理措施

(一)眼部护理

(1)密切观察视力、结膜充血、角膜病灶及分泌物的变化,如突然有热泪溢出、疼痛减轻时,应警惕角膜穿孔,遵医嘱行患眼加压包扎、降眼压等处理。

(2)角膜上皮生长不良者,遵医嘱佩戴治疗性角膜接触镜,促进角膜上皮修复,减轻疼痛及不适。

(3)提供安静舒适病房环境,避免强光刺激,保证充分睡眠,外出时应佩戴有色眼镜或纱布遮盖。

(4)需行角膜移植、羊膜移植、眼球摘除术的患者,做好术前、术后的护理。

(二)疼痛护理

(1)安慰患者,指导其采取听音乐、默念数字等分散注意力的方法缓解疼痛。

(2)采用数字分级法进行疼痛评分,评分≥4分时,遵医嘱用药,观察疼痛缓解情况。

(三)床旁隔离

(1)禁与内眼手术患者同住一室。

(2)滴眼药时严格无菌操作。

(3)为患者检查及治疗操作前后严格执行手卫生,预防交叉感染。

(四)用药护理

(1)散瞳剂可防止虹膜后粘连、解除瞳孔括约肌痉挛和睫状肌痉挛,减轻疼痛。

(2)滴散瞳眼药后压迫泪囊区2~3分钟,以防止药物通过鼻泪管吸收引起全身毒副作用。滴药后患者如出现视力模糊,应暂时停止或减少活动,加强巡视或陪护,避免跌倒/坠床的危险。

(3)使用糖皮质激素类药物者严格遵医嘱用药,勿自行停药或减量。

(五)心理护理

加强与患者的沟通,了解患者的心理状况,讲解疾病的预后,帮助其克服焦虑、悲观情绪,积极配合治疗及护理。

(六)角膜穿孔的预防

(1)饮食清淡易消化,保持大便通畅。

(2)勿用力咳嗽及打喷嚏。

(3)滴眼液或涂眼膏勿直接滴在角膜上,动作轻柔,切勿压迫眼球。

(4)遵医嘱使用散瞳剂,防止虹膜后粘连而引起眼压升高。

三、健康指导

(一)住院期

(1)告知患者角膜共焦显微镜、角膜荧光染色、角膜地形图、角膜上皮刮片、细菌培养+药敏试验等各项专科检查的目的及重要性,积极配合检查。

(2)告知患者用眼卫生的重要性。一人一盆一巾,流水洗脸洗手,避免脏水入患眼。

(3)勿揉搓患眼,勿自行取戴治疗性角膜接触镜。

(二)居家期

(1)指导患者养成良好用眼卫生习惯。

(2)保持良好的心理状态,适当参加体育锻炼,增强体质。

(3)出院1周后门诊复查。

第四节 白 内 障

白内障是指因年龄、代谢、外伤、药物、辐射、遗传、免疫、中毒等因素导致晶状体透明度降低或颜色改变所致光学质量下降的退行性改变,是最常见的致盲性眼病。常分为年龄相关性白内障、先天性白内障、外伤性白内障、代谢性白内障等。白内障的治疗目前以手术治疗为主,手术方式主要采用超声乳化联合人工晶状体植入术、飞秒激光辅助白内障超声乳化联合人工晶体植入术。

一、病情观察与评估

(一)生命体征

监测生命体征,观察患者有无血压异常。

(二)症状体征

(1)观察患者有无视力下降、视物模糊、遮挡、变形、眼痛、眼胀等症状。有无眼部外伤史等。

(2)了解患者晶状体混浊部位及程度。

(三)安全评估

评估患者有无因年龄、视力障碍导致跌倒/坠床的危险。

二、护理措施

(一)术前护理

1.完善检查

协助完善术前常规及专科检查。

2.散瞳

术前充分散瞳,增大术野,有利于晶体、晶体核的吸出及人工晶体的植入,避免虹膜损伤,保证手术成功。前房型人工晶体植入者禁止散瞳。

3.访视与评估

了解患者基本信息和手术相关信息,确认术前准备完善情况。

4.患者交接

与手术室工作人员核对患者信息、手术部位标识及患者相关资料,完成交接。

(二)术后护理

1.眼部护理

(1)观察患者术眼敷料有无渗血、渗液,保持敷料清洁干燥。

(2)术眼有无疼痛,有无恶心、呕吐等伴随症状。

(3)勿揉搓、碰撞术眼,避免突发震动引起伤口疼痛及晶体移位。

(4)术后如出现明显头痛、眼胀、恶心、呕吐时,应警惕高眼压的发生,报告医师给予相应处理。

(5)术眼佩戴治疗性角膜接触镜者,手术 2 小时后至睡前遵医嘱滴用抗生素眼液及人工泪液,每 2 小时 1 次,至少 3 次以上;术眼包扎者,术后 1 天敷料去除后遵医嘱滴眼药。

2.用药护理

(1)散瞳剂:防止术后瞳孔粘连,滴药后会出现视物模糊,应睡前使用,预防跌倒。

（2）激素类：严格遵医嘱用药。

3.预防跌倒/坠床

视力不佳者佩戴老花镜，晚上使用夜灯，将常用的物品置于随手可取之处，保持周围环境无障碍物，指导患者使用厕所、浴室的扶手，避免跌倒/坠床。

三、健康指导

（一）住院期

（1）告知患者角膜曲率、角膜内皮细胞计数等专科检查的目的，积极配合检查。

（2）告知手术的目的、方法、大致过程及注意事项等，积极配合治疗。

（二）居家期

（1）告知患者术后注意事项，指导用眼卫生，避免脏水入术眼。

（2）未植入人工晶体者3个月后验光配镜。

（3）出院后1周门诊复查，若出现视力突然下降、眼部分泌物增加等症状应及时就医。

第五节 青 光 眼

青光眼是病理性高眼压导致视神经损害和视野缺损的一种主要致盲性眼病，具有家族遗传性。高眼压、视盘萎缩及凹陷、视野缺损及视力下降是本病的主要特征。根据前房角形态、病因机制及发病年龄等主要因素，将青光眼分为原发性、继发性及先天性。原发性青光眼又分为开角型和闭角型。

一、病情观察与评估

（一）生命体征

监测生命体征，观察患者有无体温、脉搏、呼吸、血压异常。

（二）症状体征

（1）观察患者有无眼压升高、眼部充血、角膜水肿、瞳孔散大、光反射迟钝或消失等症状。

（2）观察患者有无剧烈头痛、眼胀、虹视、雾视、视力下降、视野变小、恶心、呕吐等症状。

（3）了解患者有无前房浅、房角变窄、虹膜节段萎缩、角膜后沉着物、晶体前囊下混浊等症状。

（三）安全评估

（1）评估患者有无因双眼视力障碍导致跌倒/坠床的危险。

（2）评估患者对疾病的认知程度、心理状态，有无焦虑、恐惧等表现。

二、护理措施

（一）术前护理

1.完善检查

协助完善术前常规及专科检查。

2.卧位

卧床休息，抬高床头 $15°\sim30°$。

3.疼痛护理

采用数字分级法进行疼痛评估，分析疼痛的原因，安慰患者，遵医嘱予以降眼压对症处理，观察疼痛缓解情况及眼压的动态变化。

4.用药护理

（1）磺胺类降眼压药物：观察患者有无口唇、四肢麻木等低钾表现，遵医嘱同时补钾。该类药物易引起泌尿道结石，应少量多次饮水、服用小苏打等碱化尿液，磺胺过敏者禁用。

（2）缩瞳剂眼药：滴药后压迫内眦部 $2\sim3$ 分钟，防止药物经泪道进入鼻腔，由鼻黏膜吸收引起心率减慢、哮喘及呼吸困难等全身毒副反应。有心功能不全、心动过缓、房室传导阻滞、哮喘、慢性阻塞性肺疾病的患者慎用。

（3）20%甘露醇：快速静脉滴注完毕后平卧 $1\sim2$ 小时，防止引起直立性低血压及脑疝等症状，观察神志、呼吸及脉搏的变化。长期输入者，监测电解质的变化。

5.心理护理

加强与患者沟通，做好心理疏导，消除其焦虑、恐惧心理，以免不良情绪导致青光眼急性发作，增强战胜疾病的信心，积极配合治疗。

6.访视与评估

了解患者基本信息和手术相关信息，确认术前准备完善情况。

7.患者交接

与手术室工作人员核对患者信息、手术部位标识及患者相关资料，完成交接。

(二)术后护理

1.卧位

卧床休息,抬高床头 15°～30°,减轻颜面水肿,利于房水引流。

2.眼部护理

(1)观察术眼敷料有无松脱,有无渗血渗液、脓性分泌物;有无头痛、眼痛、恶心、呕吐、角膜水肿或角膜刺激症状。

(2)结膜缝线会有术眼异物感,勿揉搓术眼。

(3)观察眼压、视功能的变化。

(4)浅前房患者半卧位休息,加压包扎术眼,促进伤口愈合、前房形成。

3.用药护理

术眼应用散瞳剂防止虹膜粘连,非术眼禁用散瞳剂。

4.预防青光眼发作

(1)进食清淡、软、易消化饮食,保持大便通畅;戒烟、酒,不宜食用浓茶、咖啡及辛辣刺激性食品;不宜暴饮,应少量多次饮水,一次饮水不超过 300 mL。

(2)劳逸结合,保持精神愉快,避免情绪波动;不宜在黑暗环境中久留,衣着宽松,不宜长时间低头弯腰,睡觉时需垫枕,以免影响房水循环导致眼压升高。

(3)原发性青光眼患者术前禁用散瞳剂。

三、健康指导

(一)住院期

(1)告知患者裂隙灯、房角镜、眼底、眼压、视野、角膜内皮细胞计数等检查的目的、重要性,积极配合检查。

(2)强调预防青光眼发作的措施及重要性。

(3)有青光眼家族史者,告知其直系亲属定期门诊检查,做到早发现、早诊断、早治疗。

(二)居家期

(1)告知患者坚持局部滴药,教会正确滴眼药方法。

(2)出院后 1 周门诊复查。如发生眼胀、红肿、分泌物增多或突然视物不清,应立即就医。青光眼术后需终身随访。

第六节　斜　　视

斜视是指双眼不能同时注视同一目标而发生眼位偏斜,属眼外肌疾病,可分为共同性斜视及非共同性斜视。共同性斜视患者眼外肌及其神经支配无器质性改变,以眼位偏向一侧、眼球无运动障碍、无复视为主要临床特征;非共同性斜视患者因眼外肌及其神经支配受损,有眼球运动受限、代偿头位、复视,并伴有眩晕、恶心、步态不稳等全身症状。

一、病情观察与评估

(一)生命体征

监测生命体征,观察患者有无体温、脉搏、呼吸、血压异常。

(二)症状体征

(1)观察患者有无眼球运动受限、代偿头位;有无复视、眩晕、恶心等不适症状。

(2)了解患者斜视的性质及斜视度。

(3)了解患者有无家族史、外伤史、肿瘤病史。

(三)安全评估

(1)评估患者有无因双眼包扎导致跌倒/坠床的危险。

(2)评估患者对疾病的认知程度、心理状态及家庭支持系统。

二、护理措施

(一)术前护理

1.完善检查

协助完善术前常规及专科检查。

2.心理护理

加强与患者的沟通,告知手术目的是纠正眼位、改善外观,使其克服紧张、焦虑情绪,积极配合治疗及护理。协助家属做好儿童心理安抚。

3.访视与评估

了解患者基本信息和手术相关信息,确认术前准备完善情况。

4.患者交接

与手术室工作人员核对患者信息、手术部位标识及患者相关资料,完成交接。

(二)术后护理

1.预防跌倒/坠床

协助双眼包扎的患者完成进食、洗漱、如厕等生活护理。将常用的物品置于随手可取之处,保持周围环境无障碍物,活动及外出时有人全程陪同,避免跌倒/坠床。

2.卧位

患者因手术牵拉肌肉和麻醉反应可出现恶心、呕吐现象,协助患者侧卧或头偏向一侧,有利于呕吐物的清除,防止堵塞呼吸道引起窒息。

3.眼球功能训练

弱视患者继续弱视治疗及双眼视功能训练;外斜患者行辐辏功能训练。

三、健康指导

(一)住院期

(1)讲解视力、屈光、眼位及斜视度、眼球运动功能、调节功能(或集合功能)、立体视觉检查的目的、重要性及配合要点。

(2)告知家属眼部加压包扎可能会引起眼部不适,应防止患儿自行拆除敷料,勿碰撞、揉搓术眼。

(二)居家期

(1)告知患者及家属根据术后屈光状态和斜视类型验光配镜。

(2)出院后1周门诊复查,如出现异常立即就医。

第七节　角膜移植术

角膜移植术是用透明的、健康的供体角膜替代混浊、病变的角膜,以达到提高视力、控制角膜病变、改善外观的一种手术。临床上有穿通性角膜移植术和板层角膜移植术。穿通性角膜移植术是切通全层角膜的移植术,适用于角膜瘢痕、角膜化学烧伤、角膜内皮失代偿、角膜严重感染穿孔等;板层角膜移植术也称非穿通性角膜移植术,是一种切取部分角膜厚度的角膜移植术,适用于圆锥角膜、角膜外伤性瘢痕及角膜变性、先天性角膜异常、角膜化脓性感染等。

一、病情观察与评估

(一)生命体征

监测生命体征,观察患者有无体温、脉搏、呼吸、血压异常。

(二)症状体征

(1)了解患者眼病及治疗史、有无眼部手术禁忌证。

(2)了解有无眼部疼痛。

(三)安全评估

(1)评估患者有无因视力障碍导致的跌倒/坠床的危险。

(2)评估患者对疾病的认知程度、心理状态,有无焦虑、抑郁等表现。

二、护理措施

(一)术前护理

1.完善检查

协助完善术前常规及专科检查。

2.缩瞳

术前 1 小时遵医嘱滴 2% 毛果芸香碱,有利于角膜植片的定位缝合,避免损伤晶状体。

3.降眼压

术前 1 小时遵医嘱静脉滴注 20% 甘露醇,防止术中眼内容物脱出,保证手术顺利进行。

4.用药护理

使用免疫抑制剂者应定期监测肝肾功能、血常规;使用糖皮质激素者,遵循"足量用药、规则用药、缓慢停药"的原则,同时注意监测眼压、血压、血糖、电解质等变化。

5.心理护理

加强与患者及家属的沟通,了解患者对手术的需求及对手术成败的担心,讲解手术目的、方法及预后等知识,取得患者的信任,消除其紧张、焦虑心理,积极配合治疗。

6.访视与评估

了解患者基本信息和手术相关信息,确认术前准备完善情况。

7.患者交接

与手术室工作人员核对患者信息、手术部位标识及患者相关资料,完成交接。

(二)术后护理

1.眼部护理

勿揉搓、碰撞术眼;滴眼药时动作宜轻柔,防止擦伤角膜植片;观察角膜植片是否移位、创口是否渗漏等,必要时戴保护性眼罩。

2.用药护理

(1)输注 20%甘露醇后需要平卧 1~2 小时,防止脑疝及直立性低血压发生。

(2)遵医嘱使用免疫抑制剂,预防术后排斥反应。

(3)使用糖皮质激素者,饮食宜低盐、高钾、高钙,适当限制水的摄入。

3.并发症观察

(1)眼压升高:观察患者视力情况,有无眼胀痛、恶心等眼压升高的症状。

(2)角膜穿孔:观察患者有无突然热泪溢出、疼痛减轻等角膜穿孔症状。

(3)角膜排斥反应:观察患者有无畏光、结膜充血、视力突然下降、角膜混浊等角膜排斥反应,若患者有上述症状,应立即报告医师,积极处理。

三、健康指导

(一)住院期

(1)讲解术前、术后用药目的及注意事项,积极配合治疗。

(2)教会患者自我观察角膜移植排异反应,出现异常及时告知医务人员。

(二)居家期

(1)强调使用糖皮质激素及免疫抑制剂的注意事项,提高药物治疗依从性。

(2)半年内避免剧烈活动,防止眼外伤,以免影响手术效果。

(3)指导患者进食高蛋白质及富含维生素 A 的饮食,增强抵抗力,促进伤口愈合。

(4)出院后 1 周门诊复查,若有视力急剧下降、眼部红、痛、畏光、流泪等不适,及时就医。

参 考 文 献

[1] 王艳.常见病护理实践与操作常规[M].长春:吉林科学技术出版社,2020.

[2] 杨俊琴.现代临床护理基本技能及操作规范[M].哈尔滨:黑龙江科学技术出版社,2020.

[3] 李勇,郑思琳.外科护理[M].北京:人民卫生出版社,2019.

[4] 吴小玲.临床护理基础及专科护理[M].长春:吉林科学技术出版社,2019.

[5] 刘永华,姜琳琳,谈菊萍.基础护理技术[M].武汉:华中科技大学出版社,2020.

[6] 魏晓莉.医学护理技术与护理常规[M].长春:吉林科学技术出版社,2019.

[7] 郭延莉.护理基础与基本技能[M].天津:天津科学技术出版社,2019.

[8] 韩美.现代临床消化病护理思维与实践[M].昆明:云南科技出版社,2020.

[9] 张纯英.现代临床护理及护理管理[M].长春:吉林科学技术出版社,2019.

[10] 黄俊蕾,赵娜,李丽沙.新编实用临床与护理[M].青岛:中国海洋大学出版社,2019.

[11] 邢爱红,王君华.基础护理技术[M].北京:科学出版社,2020.

[12] 李艳丽.实用护理操作与规范[M].长春:吉林科学技术出版社,2019.

[13] 刘端海,洪珍兰.护理心理学[M].武汉:华中科学技术大学出版社,2020.

[14] 胡卓弟.实用临床护理技术[M].长春:吉林科学技术出版社,2019.

[15] 吴欣娟.临床护理常规[M].北京:中国医药科技出版社,2020.

[16] 马晓霞.实用临床护理技术[M].长春:吉林科学技术出版社,2019.

[17] 董玲.综合护理实践[M].北京:人民卫生出版社,2020.

[18] 肖瑞霞.实用骨科护理规范[M].长春:吉林科学技术出版社,2019.

[19] 张延红.现代护理技术与常见病护理[M].哈尔滨:黑龙江科学技术出版

社,2019.

[20] 周阳.骨科专科护理[M].北京:化学工业出版社,2020.

[21] 鲁昌盛.外科护理[M].长沙:中南大学出版社,2019.

[22] 刘丽娜.临床护理管理与操作[M].长春:吉林科学技术出版社,2019.

[23] 王绍利.临床护理新进展[M].长春:吉林科学技术出版社,2019.

[24] 章虹.护理心理学[M].北京:科学出版社,2020.

[25] 周秉霞.实用护理技术规范[M].长春:吉林科学技术出版社,2019.

[26] 邹静,翟义,吕明欣.现代外科常见病护理新进展[M].汕头:汕头大学出版社,2019.

[27] 李秋华.实用专科护理常规[M].哈尔滨:黑龙江科学技术出版社,2020.

[28] 彭旭玲.现代临床护理要点[M].长春:吉林科学技术出版社,2019.

[29] 张旭光.现代护理技术与要点[M].长春:吉林科学技术出版社,2019.

[30] 屈庆兰.临床常见疾病护理与现代护理管理[M].北京:中国纺织出版社,2020.

[31] 张鸿敏.现代临床护理实践[M].长春:吉林科学技术出版社,2019.

[32] 张金华.基础护理[M].郑州:郑州大学出版社,2019.

[33] 任潇勤.临床实用护理技术与常见病护理[M].昆明:云南科技出版社,2020.

[34] 张风英.实用临床护理指南[M].长春:吉林科学技术出版社,2019.

[35] 魏燕.实用临床护理实践[M].长春:吉林科学技术出版社,2019.

[36] 林红.舒适护理在阑尾炎手术护理中的应用[J].中国医药指南,2020,18(3):337-338.

[37] 曹永菊.脑卒中患者康复护理研究进展[J].护理实践与研究,2019,16(20):34-36.

[38] 孟风杰,康谊,曾艳丽.肺炎克雷伯菌研究进展[J].河南医学研究,2020,29(2):383-384.

[39] 王小杨,戚杨.护患沟通在高血压护理过程中的作用[J].中国医药指南,2020,18(8):192-193.

[40] 丁丽英.心理护理在眼科护理中的应用价值分析[J].全科口腔医学电子杂志,2020,7(1):100.